經絡與美容保健

陳美均・張玉春

編著

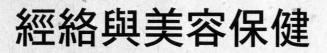
全華圖書股份有限公司

作者介紹
AUTHOR

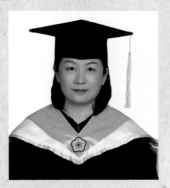

陳 美 均
MEI-CHUN CHEN

學　　歷

大同大學設計科學研究所 博士
國立台灣師範大學家政教育研究所 碩士

現　　職

華夏科技大學化妝品應用系 專任副教授

經　　歷

台南女子技術學院美容造型設計系 專任講師
萬能科大化妝品應用與管理系 專任講師
美容技術士技能檢定術科測試 監評人員
國際技能競賽中華民國技能競賽 委員
美容技術士技能檢定術科測試 監評人員
1997 年國科會優良論文
2012 年教育部資深優良教師
2014 年華夏科技大學績優教師
2017 年教育部資深優良教師

技術證照

勞動部美容丙級證照
勞動部美容乙級證照
國際保健美甲師丙級證照
國際保健美甲師乙級證照
ABA 中華芳香精油國際證照
NAHA 國際芳療師證照

作者介紹
AUTHOR

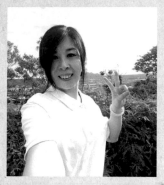

張玉春
YU-CHEUN CHANG

學　歷
國立東華大學 EMBA 經營管理研究所 碩士
環球科技大學美容造型系 學士

現　職
妃雅美容美體 SPA 專業美容 負責人
國立臺北商業大學 兼任講師

經　歷
妃雅美容公司 專業技術講師及顧問
華夏科技大學校外實習 指導講師
稻江護家校外實習 指導講師與技術講師
美容職業公會 專聘技術講師
美容職類技術士技能檢定術科測試 監評人員
2006 年第二屆市長盃晚宴化妝造型及整體造型
技優獎

技術證照
勞動部美容丙級證照
勞動部美容乙級證照
國際禮儀乙級證照
健康管理師證照
整體造型師證照

作者序
PREFACE

中華文化五千年歷史中，發現「經絡穴道」是民族生活經驗中智慧的累積，人體可經由按摩予以保健。因此熟悉經絡知識，是養生理論與實務之重要方法。

世界許多國家銀髮族日益增多，漸漸邁入老人化人口。一旦身體出現不適的症狀，透過雙手經常按摩反射穴點疏通經絡，將可使身心保持平衡，不僅能有保持青春、舒筋活血、緩解疼痛等功效，也可進一步做為預防醫學，達成健康養生的目標。

筆者多年教書經驗中，除了美體實務教學之外，也曾遠赴英、日、法等國家，學習英式芳香療法、日式全身指壓與法式淋巴引流等手技。本書特針對美體療程、經絡的認識、經絡按摩與健康養生之道，如：飲食營養、運動調理等方法，希望將多年所得的知識，結合業界專家實務經驗拍攝操作圖片，匯集成《經絡與美容保健》一書，希望能大力推廣經絡保健相關知識，讓讀者發揮經絡按摩的最佳功效，以抒解現代人生活壓力，透過書本習得相關知能，實際應用於日常生活之中。

陳美均　謹序

經絡是身體氣血通行的通路，其人體有分內部和外部，內部會通達臟腑，外部則通達全身上下體表。通常身體生病不舒服有病痛時，均可透過指壓穴位，按摩身體，強化循環幫助經絡的循線調整和臟腑及各種失衡的病症改善。

本書主要在美體經絡保健中說明運用雙手的妙用，讓自己創造快樂、健康的生活。

經絡保健的好處，大家都知道，但有些人還是不知道如何做經絡按摩，導致身體慢慢失衡、不順暢。

所以本書以閱讀者的需求爲重點考量因素，介紹經絡保健的按摩法。

（一）本書以 12 經絡按摩爲主要中心。

（二）本書特色、重點放於穴道按法和經絡按摩法，將有利於讀者了解。

因此希望讀者能巧妙靠著自己的雙手來順勢調理自己的身體平衡，以健康爲主要目的，並希望收藏善用此書。

張 玉 春　謹序

推薦序
PREFACE

健康就是快樂就是美麗

　　常言道：「現在不養生，將來養醫生。」所以為了要健康，要趁早及時學習如何保健康！但現今社會由於少子化的現象，將來有可能大家都成為獨居銀髮族，雖然養生的方法很多，保健食品更是充斥於市面，但是最重要應選對養生的方法。

　　美體經絡學可以教您正確知識，在人體的氣血循環中十二經絡，加上任督二脈，全身總共穴道 670 個，其中十二經絡是談五臟六腑，要防治疾病，因此，首先需先認識與了解自己的身體狀況。

　　總之，知己知彼才能百戰百勝，你只要了解自己的氣血、經絡、穴道等，加以預防保健養生，就可以有健康快樂的人生！陳美均與張玉春老師以多年實務專長著作本書，可學到很多健康保健知識，內容豐富精采，值得您擁有喔！

中醫師經絡保健協會理事長　楊謹華

推薦序
PREFACE

　　一個難得的緣分認識玉春姊，她人很好，心地又善良，認眞又負責的老師。

　　現今社會，人不斷的爲了工作或者學業在熬夜，若非爲了生活，人們怎麼捨得自己弄壞身體，畢竟健康可是比起錢或世間一切事物都還要珍貴，但現代人對於健康越來越重視，也願意把錢花在調養自己身體、選擇有機的飲食、保持身材。除了在食物跟運動方面下功夫之外，美體保健更是眾多女性族群選擇的新生活概念，更加了解自己的身體，藉由按摩刺激身體的穴道以達到放鬆、活絡筋骨，而美體保健也絕非女性專屬，現代男性也越來越注重自己的身體儀態。美體保健結合中西方醫學知識，從經脈、穴道、血管的新陳代謝，由內而外的改變您的身體。

　　這本書的內容，讓我更了解身體之美，認識 14 經絡更了解自己，當身體有狀況時，如何指壓，如何按摩，最短時間可減輕身體負擔，重點還有經絡瘦身，如何消瘦太好了，指導我們如何拍打全身，促進血液循環等等，如何隨著四季的變化，吃出健康。

　　非常適合全家大小，一起閱讀的一本書，我們一起來學習認識自已，改變自己，讓我們健康度過每一天。

三重工商婦女會理事長　楊佳蓉

推薦序
PREFACE

反璞歸真的自然生理養身

　　張玉春（雅涵）在妃雅女子美容與美體的服務工作已開業數十年，可說是實戰經驗相當豐富，也因此蒐集了許多女子病症與養生問題的大數據，作為服務顧客的操作參考，所以在業界也建立了優良的形象與口碑。張玉春（雅涵）同時也在國立台北商業大學的擔任講師多年，負責指導學生進行企業實務專題的製作與研討，讓學生有機會參與企業經營與顧客服務的一些實務問題。在得知張老師欲將多年的經驗與心得彙集成冊撰寫成《經絡與美容保健》一書時，我很樂意為她寫推薦序，讓這個寶貴的知識得以傳播以造福更多人。

　　2017 諾貝爾生理學和醫學獎的三位得主（Jeffrey C. Hall；Michael Rosbash；Michael W. Young）證實人體內自有個「晝夜節律與生物鐘」，這與中醫兩千年來的這套「五行經絡」養生論不謀而合。「晝夜節律」就是人類、動物和植物會隨著時間的變換，出現不同的生理和行為變化。晝夜節律是由體內的「生物鐘」操控的，它可以測到白天和夜晚的循環，將生理功能調整到最佳狀態。而中醫經典著作「黃帝內經」就詳細講解了人體的生理現象和晝夜節律的關係。古人講究日出而作，日落而息，順應天時生活。中醫「子午流注」理論認為，太陽與地球的變化，使人體的臟腑在一天 12 時辰產生不同的變化。每一個時辰都有一個臟腑「值班」。因此中醫講究順應時辰變化來保養相應的臟腑，並配合臟腑的運行來治相關的疾病。

這本書的主要目的是要教導讀者如何先正本清源的將自體的五臟六腑先保養好，再進一步達到美容美體的效果。全書除了介紹人體經絡與基礎生活保健外，更詳細說明全身美體的 14 條經絡與 365 穴位以及如何藉由穴位按摩技巧與經絡拍打法來達到身體瘦身與疾病調理。此外，還介紹如何運用五行經絡功能配合四季養生。這本書除了適合經絡美體從業人員當工具書外，也適合一般讀者自己學習調理，希望讀者們實踐書中的按摩技巧後能有個健康快樂的美體。

國立臺北商業大學 企業管理系教授兼系主任　張旭華教授

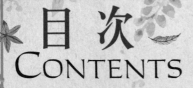

目次
CONTENTS

 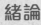

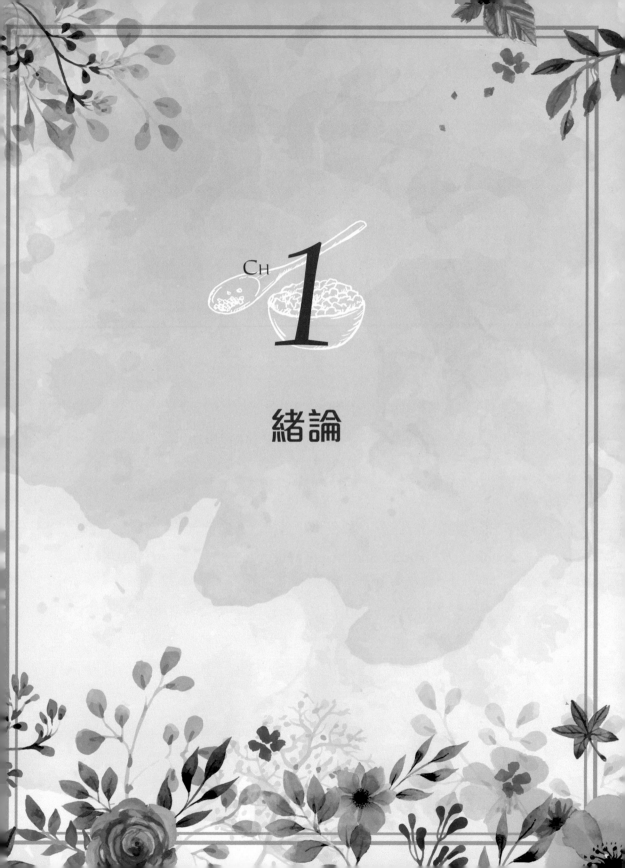

CH **1**

緒論

一、美體保健

美體保健，其意義為身體的美化與健康保持，凡是對身心有益的健康保健活動，皆可稱為「美體保健」。美體保健的範疇多元，本書按摩經絡與穴位的方式，就是一種調理與改善身體機能的「美體保健」活動。

（一）健康的定義

世界衛生組織（World Health Organization, WHO）曾於 1946 年定義過「健康」一詞：「健康不僅為疾病或虛弱之消除，而是體格，精神與社會之完全健康狀態。」但此定義過於寬泛且具爭議，除了實務上難以評估，用詞也常引發的相關問題，像是「完全」一詞的使用便較不貼切。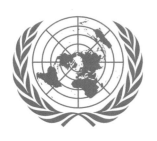

常見用來分類與評估健康的方式有：國際健康功能與身心障礙分類系統（ICF）、國際疾病與相關健康問題統計分類（ICD）等系統。

 **小知識** ········· **常見的健康分類系統** ·············

國際健康功能與身心障礙分類系統（International Classification of Functioning, Disability, and Health，簡稱 ICF）經過世界衛生組織九年的修訂協調，終於在 2001 年 5 月 22 日批准了國際通用的版本。ICF 對組成健康要件的功能性狀態與失能程度提供了統一的分類框架。功能性狀態與失能程度是由個體的健康狀況、環境背景與其他眾多因素互動而成，也就是說一個人健不健康，是由「其所處的生活世界」中的許多面向組合出來的。

國際疾病與相關健康問題統計分類（International Statistical Classification of Diseases and Related Health Problems，簡稱 ICD）1893 年由世界衛生組織所創立，ICD 是一項提供編號，對許多疾病、徵兆、症狀、異常、不適、社會環境與外傷等所做的分類。

「健康」的組成除了肉體上無病痛之外，往往也包含了內在心理的健全程度，而內在心理的狀況又可稱爲「心理健康」。世界衛生組織定義「心理健康」爲「一個人可以實現能力、應付日常生活壓力、工作有所成效、爲群體有所貢獻的健康及幸福的狀態。」也就是說，「心理健康」不單純只是心理沒有疾病，健康與幸福更是重要的一項指標。

在了解健康的意義之後，就更不可以忽視「維持健康」的重要性。維持健康的方式包含幾項要素，分別爲：均衡飲食、體能鍛鍊、醫療衛生、公共衛生與自我照護等，而在第五項「自我照護」中，美體保健佔有不容小覷的重要地位，以下便接著介紹美體保健的歷史由來。

(二) 美體保健的歷史

美體保健的歷史淵源流長，追溯本源，「洗浴」是最一開始的由來。古代各地的人常常會藉由飲用天然泉水養生，或是「洗浴」天然泉水，來保持身體健康。古印度人將天然泉水稱爲「神奇的水」，十分重視這個「神奇的水」所帶來的養生功效。古希臘人使用天然泉水的同時也相信天然泉水能夠使身體無所病痛。在古羅馬時期，大多數的貴族認爲不同於一般溫度的天然泉水，除了能洗淨身體污垢，更可以爲身體帶來除去晦氣的功效。中醫的保健法中，洗浴、漱口及刷牙都是可以潔淨身體達到保健養生目的的方式。經常淋浴洗澡，可以清除身體汙垢、疏通氣血並促進新陳代謝，是衛生保健、避免疾病的重要方法。隨著時代變遷，科技蓬勃發展，美體保健早已發展出更多元的方式，不只限於「洗浴」。

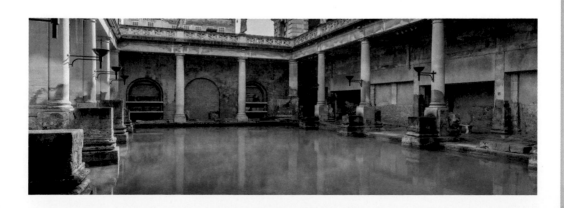

除了「洗浴」能夠養生之外，中醫也強調按摩可以強身健體。按摩保健可說是傳統養生學的重要內容，其功效有：疏通經絡、行氣活血、調整臟腑、增強抵抗力等。自行利用簡單的按摩手法，刺激身體部位，有助體態

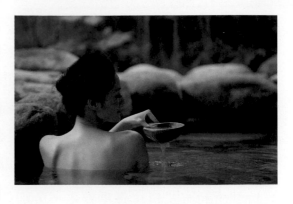

強健，達到預防疾病與保健養生等功效。根據身體狀況的需要進行按摩並且持之以恆的話，不僅能夠促進新陳代謝，更能對防治呼吸、消化、運動系統出現慢性病有顯著效果。

近年來，美體保健之所以能夠盛行的原因在於，人們除了希望身體能健康的同時，更能達到體態勻稱、曲線曼妙。因此美體保健產業便不斷推陳出新，至今延伸出了更豐富的類別與內涵。

現今的美體保健產業，不再只有單純的沐浴或按摩，更含括了中草藥、精油、身體保養等完整的專業技術與服務在內。在受到專業的從業人員服務的過程中，顧客除了能獲得快樂與舒適的感覺外，同時也能沉浸於尊榮的氣氛，保持身體內外的平衡穩定。

二、美體經絡保健的意義

人體裡面有聯結各器官、臟腑，讓氣血與能量的流通管道，此管道就稱為「經絡」。器官、臟腑與經絡有相對應的關係，刺激特定經絡與穴位，可活化相關器官、臟腑的運動，將氣血與能量有效率地傳送至身體內部，加速血液循環，促進新陳代謝。

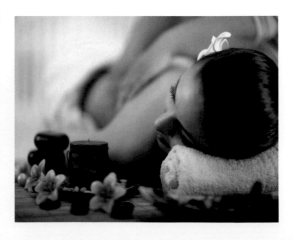

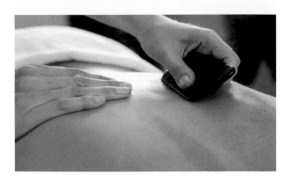

當身體機能下降造成不適感，此時便可經由刺激經絡與穴位，緩解身體的不適症狀，讓身體恢復正常運作，這便是美體經絡保健最重要的意義所在。

要是身體各器官或臟腑出現異狀，體內的組織及細胞通常就難以正常運作。若在病變處按摩經絡或穴位，幫助血液循環、順暢，通常能幫助已經發炎的組織開始好轉。

所謂「病因起於瘀，瘀者將阻塞也，阻塞者不通，不通則痛，痛爲病症」，身體如果長期受到風、暑、濕、燥、寒、火等六氣入侵，會導致體內熱度不平衡，進而氣滯血瘀。氣滯血瘀若長期累積於經絡或體內，會使得排毒功能不順，產生毒素痧症。此時可運用經絡按摩搭配刮痧療法，幫助身體循環通暢，使身體氣血恢復平衡。

小知識　　痧的定義與刮痧療法

「痧」是從循環中分離而出的瘀血與病理產物，不僅會造成諸多疾病問題，也會加速衰老。

刮痧療法是以中醫臟腑經絡學說爲基礎，採用水牛角等材料製作的刮痧板，輔以乳液等潤滑物，以單方向輕刮肌膚至泛紅出痧的非藥物療法。具有活血化瘀、調整陰陽、舒筋通絡、排除毒素等功效，是既保健，又治病的自然療法。

經、絡與穴位代表不同的意涵，經爲直向線條，絡爲網狀線條，穴位則是氣、血、能量液集聚的地方。

經絡保健的效用	
1.	長期以按摩或刮痧等方式保養經絡，可使內臟恢復排毒功能，讓即將形成的疾病消失。
2.	維持長遠的經絡保養習慣可減緩身體疲勞、肩頸僵硬、氣滯血瘀等症狀，達到氣血順暢的效果。
3.	傳統中醫學認為經絡有陰、陽之分，彼此相互依賴、對立，也可以互相轉換。按摩特定經絡位可使陰陽調和，內分泌荷爾蒙則正常運作。
4.	定期按壓固定穴位或經絡可抑制身體的神經血管系統過度興奮。
5.	定期按壓固定穴位或經絡調理身體並保養血管及神經。

三、美體經絡按摩的好處與專業要素

　　理想的的美體概念除了應兼顧身心平衡並且增強身體器官的運作，最好還可以幫助身體新陳代謝、增進個人抗壓性。美體保健不只可作為一時抒發壓力的方式，更是長久養生的不二法門。

　　美體經絡按摩是美體保健的其中一種方式，長期保持經絡按摩的習慣能為身體帶來許多助益，以下介紹幾種美體經絡按摩常見的好處。

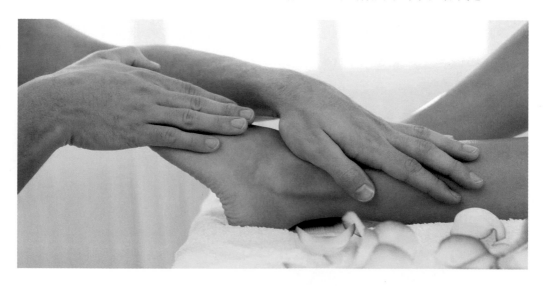

美體經絡按摩的好處	
1. 調理保健	在傳統養生法中，美體經絡按摩是常被用來調理身體的方式之一，具有活絡氣血、促進代謝等功效。
2. 預防疾病	美體經絡按摩能疏通阻塞的氣血與加速身體循環，進而預防小病與慢性病。
3. 舒緩壓力	健康包含心靈的健全，平時除了注一不要讓身體產生病痛之外，也要時常保持愉快的心情。美體按經絡摩可放鬆身體，讓累積的壓力逐漸釋放。
4. 提高人際關係	身心得到緩和，待人處世就能不急躁、不暴怒，長期下來便能提升人際好感。
5. 提升生活品質	身、心得到舒緩與放鬆，不時時感到緊繃困倦，處在幸福的狀態下之後，便能提高生活品質。

現代美體保健已不僅只有按摩這項技術而已，美體產業需要不斷地進步，例如現今的美體保健師可以發展客製化的療程，依據各個顧客的心理與生理的狀況來搭配多元的按摩手法或搭配精油及輔助儀器等。現今的美體保健師最好具備以下核心能力，才能稱得上專業。

美體保健師應具備的核心能力	
1. 獨立思考與解決問題的能力	面對顧客詢問任何問題時，美體保健師應思考顧客發問的動機，對症下藥來解決問題。
2. 責任感	服務顧客時，不應因自身狀況不佳而有所怠惰。專業的美體保健師應能在任何狀況下，盡善盡美地讓顧客感到滿意。
3. 自我提升能力	美體保健產業不時隨著科技與時代的進步而有巨大變動，專業的美體保健師要能與時俱進，主動涉獵相關知識，不斷自我提升專業能力。
4. 溝通協調能力	面對形形色色的顧客時，應保持專業態度，因應不同顧客的需求要有不同的應對方式。同時在面對同事時，也應保持虛心受教、互相幫助的態度。

起碼具備上述四點核心能力，美體保健師才有可能更貼近顧客的心，理解顧客的需求，提供更完善的療程。

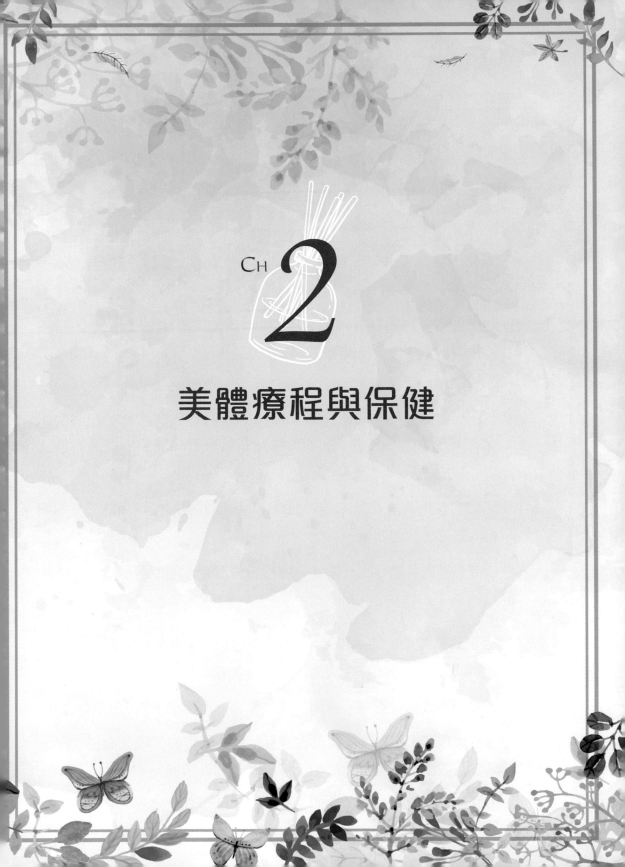

Сн **2**

美體療程與保健

一、美體療程

美體療程是指由美體保健師進行的經絡按摩等相關療程，身爲美體保健師，本身需具備正直、善良的人格特質，在專業諮詢服務時應保持親切優雅的儀態與適宜的言行舉止。

美體療程的步驟如下：

1. 迎賓

迎賓時，服務人員應先介紹自己及環境，再開始詢問顧客的需求，詢問顧客的需求時應注意：

(1) 關切顧客是因爲哪些因素來店體驗，例如親朋好友介紹、市場口碑相傳、本店會員推薦等。

(2) 顧客來店時，應奉上熱毛巾擦拭雙手，讓顧客感到溫暖。待顧客暖手完之後，應奉上茶水與點心至顧客的正前方，以貼心的語氣介紹茶水與點心特色，例如玫瑰花茶具有養顏美容、提高新陳代謝的功能等。

(3) 待顧客食用茶水及點心告一段落，就請顧客填寫個人資料卡，並詢問對方的身體狀況。

(4) 依據顧客的身體狀況推薦適合療程，確認今天的療程項目。

2. 療程中

療程正式開始後，除了需要運用專業的按摩技術服務顧客，也要一邊再口頭詢問顧客其他的養生需求，建議下次顧客可使用的療程：

(1) 引導顧客置物與更衣，並詢問顧客是否需使用洗手間。

(2) 進行療程時，可適度地與顧客談話，關心顧客的生理、心理狀況，讓顧客敞開心胸，藉此更加了解顧客的個人情況。

(3) 得知顧客其他需求後，進而推薦相關產品與其他療程。

3. 療程後

　　療程結束後，可請顧客預約下次的療程時間，再親切送客：

(1) 提供顧客療程後該如何保養的資訊，叮嚀顧客回家後需持續保養。

(2) 若遇較多功能的保養產品或其它療程內容，應耐心講解，主動補充相關訊息。

(3) 說明完產品或療程內容後，協助顧客預約下次的療程。

(4) 顧客離開後，記錄該次服務過程然後歸檔，後續密切追蹤。

二、美體診斷表

　　在進行美體經絡的療程之前，應先了解顧客的身體狀態，才有助於判斷適合顧客的的療法。以下提供幾種診斷表格：

（一）酸性體質察覺表

　　藉由填寫此量表，及根據顧客的答題內容，審視顧客是否具有酸性體質，並依個別體質的差異來推薦適合的療程，並提醒顧客逐漸改善不良的生活習慣，調整身體狀況。

表 2-1　酸性體質察覺表

以下選項皆為酸性體質之特徵，有下列症狀請於□打 ✓：		
□易口乾舌燥	□皮膚乾澀	□口有苦味
□口臭	□頭暈、偏頭痛	□胃酸過多
□易疲倦	□生理週期亂	□鼻子兩側毛孔粗大
□胸悶	□有黃白帶	□下肢肥胖
□易腹部脹氣	□易長青春痘	□易排氣
□眼睛易乾澀	□眼袋浮腫	□肌肉痠痛
□腿部易浮腫	□生理期延長	□手腳冰冷
□腰痠	□情緒不穩定	□手腳易麻
□肩頸痠痛	□嘴唇易脫皮	□易胃疼
□腹瀉	□多夢	□後背、前胸易長粉刺
□便祕	□淺眠，耳鳴	□心悸
若上述勾選的症狀數達到六個以上，須儘早調理，以利身體健康。		

（二）臟腑健康量表

藉由填寫此量表得知顧客狀況，並依據顧客答題內容，分析顧客目前臟腑以及心理狀況。

顧客填寫時，若勾選某項器官的症狀超過四個以上，表示器官系統可能出現嚴重失衡的情形，應適時提醒顧客儘早調理。

> **快樂健康指數計算方式**
> 14 歲～ 29 歲：100-（勾選數量 ×2 個基數）
> 29 歲～ 44 歲：100-（勾選數量 ×1.5 個基數）
> 44 歲～ 59 歲：100-（勾選數量 ×1 個基數）

表 2-2　臟腑健康量表

肝臟、膽	□用餐快速	□飲食口味加重
□常感覺全身疲倦、不想動	□手腳冰冷、麻痺	肺臟、大腸
□身體脹痛	□臉部發熱	□喜愛辛辣食物
□性慾減弱	□嗜喝咖啡（3 杯以上）	□排黑便、有惡臭
□頭部脹痛	□易貧血	□易呼吸困難
□視力模糊不清	□上下樓梯易喘氣、心跳加快	□膚質暗黑
□淺眠、多夢、失眠	□發呆、恍神	□易皮膚搔癢與患有濕疹
□膚質臘黃	腎臟、膀胱	脾臟、胃
□肉類食用量大	□容易口渴	□腹部脹痛
□分泌物量多、陰部不適	□尿液呈茶褐色	□體重急速增加或遞減
□嗜睡、睡眠不足	□排尿次數增加	□胃部不適
□情緒不穩定、易生氣	□腿易浮腫	□更年期問題、生理痛
心臟、小腸	□腿軟無力	□生理期前，嘴內出現破洞
□胸口悶	□體重過重	□飲食習慣改變、喜愛甜食
□頭暈、目眩、手心出汗、耳鳴	□身體沉重、行動速度變慢	□噁心、嘔吐
□無前兆的胸口劇痛	□出汗過多	□食量大卻不胖，反而瘦
□心理與生理皆易緊張	□記憶力減退	□排氣多
	□頭髮變白、易掉髮	□吃不下飯

快樂健康指數 /75 ～ 100	循環系統機能障礙

逐漸產生期：精神上逐漸有感症狀。上呼吸系統、全身循環問題。反映在背部脊椎兩側及腳底。

病　　徵：睡眠品質不好、注意力不集中、肩頸疲勞。

快樂健康指數 /50 ～ 75	人體第一道防線衰敗

逐漸產生期：肉體上逐漸有感症狀。全身淋巴系統、消化系統問題。

病　　徵：粉刺、青春痘、過敏、氣色差。

快樂健康指數 /25 ～ 50	人體第二道防線衰敗

逐漸潛伏期：肉體上逐漸有感症狀。肝膽解毒系統、內分泌系統問題。

病　　徵：膚色黯沉、臘黃、黑斑、皮膚病、水腫。

快樂健康指數 /0 ～ 25	人體第三道防線衰敗

病症危險期：易產生重大急症。免疫系統障礙抵抗力減弱。

病　　徵：體內各臟腑不適症狀增加。

體質會因飲食、生活作息等有所改變，建議每二至四星期檢測一次。

（三）九大循環系統觀察表

　　藉由填寫此量表得知顧客狀況，並依據顧客答題內容，觀察顧客的循環系統機能，再依照個別的循環系統狀況，施以適合的經絡疏通與按摩，緩解顧客因循環阻塞而造成的不適症狀。

表 2-3　九大循環系統觀察表

神經系統障礙	消化系統障礙	泌尿系統障礙
□易暴躁	□肝臟功能差（易疲倦、嗜睡、缺乏耐力、口臭）	□腎臟功能差（易浮腫、痛風）
□壓力大，精神不濟、恍惚、消沉	□便祕	□膀胱功能差（尿多、排尿不順）
□肩頸痠痛	□腹脹	□眼睛酸澀
□熬夜	□下腹肥胖	**生殖系統障礙**
□偏頭痛	□手臂肥胖	□生產後，下肢肥胖
□心悸、緊張	□不喜蔬果	**骨骼肌肉障礙**
□淺眠、多夢、失眠	□胃口不佳、氣色不好	□易扭傷
□近視、白內障、老花、青光眼	**循環系統障礙**	□體質衰弱
淋巴循環系統障礙	□易受細菌感染	□肌肉缺乏彈性
□皮膚敏感	□四肢冰冷	**內分泌系統障礙**
□不易流汗	□記憶減退、精神不集中、健忘	□各種皮膚問題，如長雀斑、多皺紋、易乾燥、有黑眼圈
呼吸系統障礙	□手腳發麻、心血管阻滯	□皮膚過敏
□心肺功能差、易胸悶、氣喘	□低血壓、糖尿病、高血壓	□女性荷爾蒙失衡
	□易腿痠	

三、生活養生觀念

　　維持個人身體健康不能只靠專業美體保健，更應從日常生活中做起，奠定良好的養生習慣，以下介紹生活中應具備的養生及保健相關內容。

（一）養生的注意事項

　　正常的作息，均衡的飲食，才是養生之本，養生之本可從以下做起：

1. 避免熬夜

　　晚上十一點（23:00）到凌晨三點（03:00）是肝經與膽經排毒的最佳時間，最晚凌晨一點（01:00）前就應入睡，否則肝經與膽經的代謝循環會變差，毒素將累積在體內難以排出，皮膚就會變得暗沉無光、乾燥敏感。此外，熬夜也會使得人體自律神經興奮，血壓、心跳數上升，導致情緒不穩，將直接影響到白天的工作態度與效率。因此，晚睡熬夜不僅是健康殺手，也會影響生活品質。

2. 避免吃宵夜

　　晚上，人類的活動力降低，處於休眠狀態，所以最晚八點（20:00）以前就要將晚餐食用完畢，否則腸胃系統消化緩慢，滯留在腸內的食物會造成人體的肝臟系統代謝變慢，導致消化不順，人體腸胃出現負擔，容易引起胃食道逆流、胃酸過多、胃癌等腸胃疾病。

3. 避免晚起

　　超過早上十點（10:00）起床若會覺得腰痠背痛、全身疲憊、精神不佳，那是因為人體處於休眠狀態時，血液循環變得緩慢，循環一變慢，血氧濃度就會降低。人體各大系統都有固定的生理週期，一旦破壞平衡就會影響到全天的作息。建議保持固定的起床時間，避免平日早起，假日卻睡到中午的習慣。

4. 少吃加工食品

加工食品雖然美味，但卻缺乏人體所需的營養，食用過量會導致宿便、肝功能變差、牙齒鬆動等症狀，對人體造成無法預期的傷害。

5. 少喝酒

肝臟代謝功能會優先消化酒精，而這些特點會阻礙肝臟的排毒功能，造成新陳代謝失調、營養不均衡，長期下來會出現肝硬化、肝癌等問題。此外，酒精與酒的添加物，經身體代謝後會成為誘發心肌病變的有害因子，引發心臟衰竭，最好盡量避免。

6. 少吃酸性食物

人本身是鹼性體質，如果攝取過多含硫、氯、磷等酸性食物，超出正常量的酸性離子將會影響神經系統、大腦的運作。因此應少吃酸性食物，例如蛋黃、糖、啤酒、肉、花生等，反之，鹼性食物宜多食用，種類可參考表 2-4：

表 2-4　鹼性食物表

豆類：豌豆、紅豆、綠豆、豆花、豆干、四季豆、味噌、豆腐。
蔬菜類：大白菜、高麗菜、絲瓜、玉米、香菇、白木耳、苦瓜、海帶。
堅果類：黑芝麻、杏仁、栗子。
水果類：哈密瓜、葡萄、西瓜、橘子、草莓、柳丁、香蕉、水蜜桃。
穀類：發芽米。
飲料：綠茶、無糖豆漿、花茶、礦泉水、薑茶。
甜味劑：楓糖、甜菊。
調味料：海鹽、黑胡椒、咖哩、醬油。

（二）身體的自然反應

體內毒素若積累過久未排出，便會產生令人不適的反應，這些反應是為了提醒身體趕快將毒素排出，或提醒身體的主人應多加注意各種不良習慣，早日改善。身體的不適反應可分為六種類型：

1. 暈眩反應

　　暈眩反應會出現於身體在排毒的正常過程中，每個人的體質不同，相對的反應也會不同。若是短暫的暈眩，只要多休息、多喝水，症狀就會改善，但暈眩要是變成長期出現的狀態，就必須立即就醫。

2. 消化系統反應

　　排泄功能（大、小腸）較差的人可能有腹瀉症狀，宜多吃流質食品；若是有便祕、痔瘡等問題，宜多吃蔬菜、香蕉等食物。

　　消化功能（胃）較差的人可能有胃痛、吃不下飯的症狀，需注意三餐定時與飲食均衡，盡量不要吃超量、具刺激性、過度加工、冷凍的食品或是咖啡與酒，可多吃薏仁、紅棗等食物。若容易有反胃的情形，可能是胃食道逆流，胃常出現痛感則可能是胃潰瘍，此時應早日就醫確認腸胃狀況。

3. 過濾系統反應

　　肝臟功能較差的人，會感到疲倦、口乾、嘔吐、全身皮膚泛黃、頭部暈眩等，宜多休息，多飲用綠豆湯、蔬菜果汁等食物排毒。

　　腎臟功能較差的人，尿量增多、顏色會有變化，應多喝水，少喝飲料，多吃黑芝麻、四神湯、黑豆等食物。但若有血尿、頻尿等情形，應儘速就醫。

4. 呼吸系統反應

　　氣滯血瘀的人，胸口容易發悶、缺氧。記得多吃薏仁、白木耳、杏仁，少吃含膽固醇過高的食物。

5. 血液循環系統反應

　　貧血的人，易有暈眩、流鼻血等症狀，宜多吃紅豆、葡萄、芭樂等富含鐵質的食物。

高血壓的人會有頭痛、嘔吐、血壓升高等症狀。建議平時睡眠要充足，並多吃水果、蔬菜，口味清淡，遍免高油脂、高鈉的食物。

6. 自律神經系統反應

自律神經系統失衡的人，在腦部方面，會有頭暈、頭痛、失眠、多夢、焦慮等症狀。頭痛現多已視為一種症狀，而不是疾病，不同頭痛症狀會根據年齡、性別、職業而有不同的診斷。這裡指的頭痛，不是只有短暫的疼痛，也有會延續好幾天，一種慢性且反覆出現的輕度或重度的頭痛。

在婦科方面，多有陰部分泌物增多，月經有血塊及陰部搔癢症狀。

在泌尿方面，常有頻尿的情形。

在肌肉方面，則會感到痠痛或無力，常有肩頸僵硬、腰痠背痛等症狀。

在皮膚方面，會感到搔癢，容易引發疹子、皮膚炎等症狀。

這些因身體各部位系統失調而自然產生的反應，通常是人體內舊有症狀的復發，包括累積很久的毒素、廢棄物質、不好的氣，以及被抑制的負面情緒等，若不加以保健，隨時都有可能再度發作。至於排除廢物的各種不適反應，屬暫時性的不通暢過程，這樣的過程是恢復健康的必經之路，只要多休息、不熬夜、多喝水、少喝碳酸飲料，便可改善症狀。若症狀未能獲得緩解，就應盡速就醫，尋求專業醫療協助。

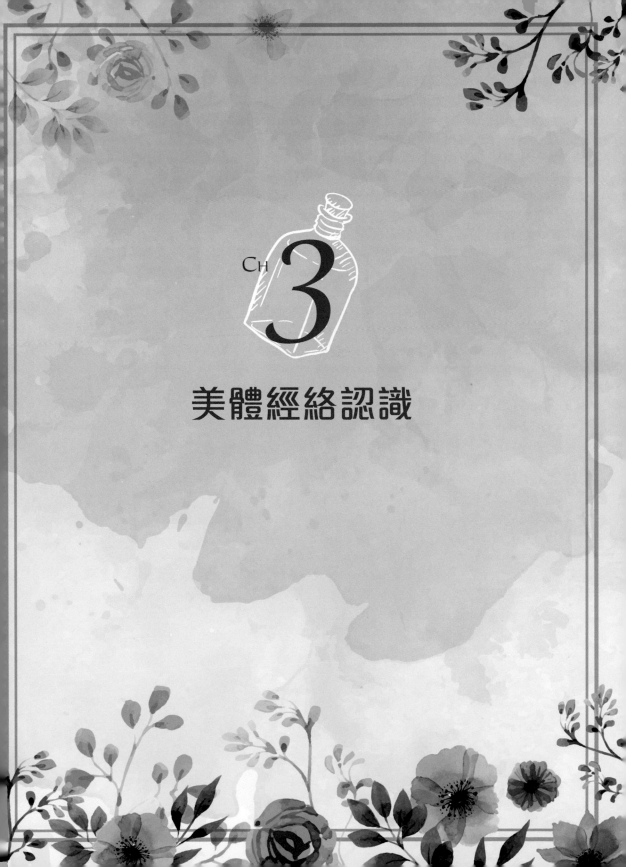

CH **3**

美體經絡認識

一、取穴法

按摩經絡，可幫助人體的氣血運行，其內部通向五臟六腑，外部則通達全身體表。因此，當人體不舒適時，便可藉由按摩、指壓經絡與身體穴點，達到氣血平衡，調理身體的各種不適症狀。

人體有十二條經絡及任督二脈，共 365 個穴位。若想要快速、正確地找到穴位，就需要學習取穴法。

取穴的方式一般可分為兩種：「骨度分寸定位法」與「指同身寸取穴法」。

中國的指壓取穴方式通常採用「指同身寸取穴法」，是以自己的手指寬度為單位來計算，單位稱為「寸」；因每人的身寸不盡相同，在取穴時應特別留意，才不會影響療效。

（一）骨度分寸定位法

「骨度分寸定位法」是應用人體的骨骼來量測穴位所在。由於人體的骨骼標誌較恆定，所以以此為準，再結合體表標誌，依比例將一定部位的距離規定作固定的分寸，稱為「骨度」。而以此法尋找穴位，則稱為「骨度分寸定位法」。

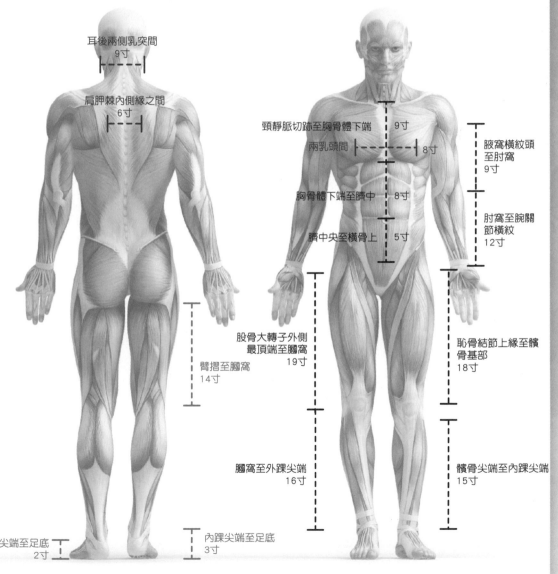

耳後兩側乳突間
9寸

肩胛棘內側緣之間
6寸

頸靜脈切跡至胸骨體下端　9寸

兩乳頭間　8寸

腋窩橫紋頭至肘窩
9寸

胸骨體下端至臍中　8寸

肘窩至腕關節橫紋
12寸

臍中央至橫骨上　5寸

股骨大轉子外側最頂端至膕窩
19寸

臂摺至膕窩
14寸

恥骨結節上緣至髖骨基部
18寸

膕窩至外踝尖端
16寸

髖骨尖端至內踝尖端
15寸

外踝尖端至足底
2寸

內踝尖端至足底
3寸

（二）指同身寸取穴法

指同身寸取穴法，與骨度分寸定位法的功能相同，也是用來取穴，但此種方法是使用手指來衡量穴道位置。

表 3-1　指同身寸取穴法

名稱	取穴長度	取穴方法	適宜部位
	1 寸	中指的中節屈曲時，從屈曲的中指側面（靠近食指的那一側）第一指關節處至第二指關節處間作爲 1 寸。	適用於四肢、背部取穴。
	1 寸	拇指的寬度爲 1 寸。	適用於四肢取穴。
	1.5 寸	食指、中指並攏，以中指中節橫紋處爲測量基準，寬度爲 1.5 寸。	適用於頭部、軀幹四肢與腹腔取穴。
	3 寸	食指、中指、無名指及小指並攏，並以中指第一指關節橫紋處爲測量基準，寬度爲 3 寸。	適用於頭部、軀幹四肢取穴。

二、認識經絡與任督二脈

　　人體器官之所以能正常運作，是由於氣血循環於通道之中，爲各器官提供所需的能源，此流通氣血的管道稱爲「經絡」。人體十二經絡將頭部、臟腑、軀幹、四肢等部位連結，再加上連結面、頸、胸、腹與背脊的任督二脈，共計十四條經絡：

表 3-2　經絡表

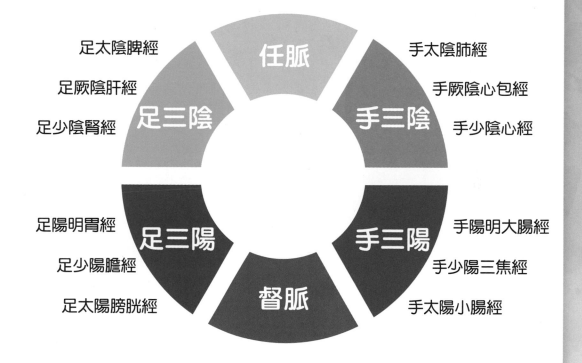

三、經絡與心靈療癒表

　　此表意在結合生理病症與心理狀態的反應，可藉由此表察覺負面心理狀態的對應病症，及予以調理的經絡。若能透過此表，更加了解顧客的身心情況，便可針對該經絡施以指壓，幫助顧客調理身體，進而達到療癒心靈的目的。

表 3-3　經絡對應表

經絡	病症	心理狀態
肺經	肺部疾病	憂傷、沮悲、緊張
	肺結核	自傲、思想偏激、控制慾望
	肺炎	固執、厭倦人生、絕望
	肺氣腫	懼怕生命
心經	心臟疾病	長期憂慮
	心臟病	追尋、執著內在與外在的喜悅，如財富、身分、權力
	心痛	懼怕
大腸經 小腸經	腸疾病	恐懼排泄
	黏液結腸	阻塞不協調的思緒、代謝不良、依賴過去、混亂
	廻腸炎	害怕、擔心不完美
	結腸炎	挫敗經驗、渴望被愛
	盲腸炎	懼怕、趨兇避吉
脾經	脾臟疾病	擔憂過度、強迫症
腎經	腎臟疾病	批評、悲觀、挫折、羞辱、幼稚
	腎炎	對絕望、挫折反應非常激烈
肝經	肝臟疾病	經常性抱怨、易怒、常找藉口、期待操控、瞞騙自己、拒絕溝通內心想法
	肝炎	拒絕變化、害怕、怒氣、懷抱恨意

胃經	胃部疾病	懼怕突發事情
	胃潰瘍	害怕、自卑、急於迎合他人
	胃炎	處於持久地不明確性、破壞性
膀胱經	膀胱疾病	憂慮、拒絕放下、感到不受歡迎
膽經	膽結石	氣憤、傷心、頑固、批判、自負

四、認識十四經絡的穴點指壓

在經絡運行中有許多穴位，全身共 365 個經穴，每條經脈通常包含 10 處左右的經穴，各有固定的位置及功效。穴位種類又可分爲經穴、經外奇穴、阿是穴，當人體受外邪入侵或臟腑功能失調時，就會於人體中產生痠痛的點或線，反應於點即穴位，反應於線即經絡。

穴是氣血與能量的集聚處，分陰、陽兩面，彼此相互依賴、轉換、對立。以人體分部而言：上部爲陽，陽爲表、背、熱、天、實、上、男、六腑，六腑爲膽、小腸、胃、大腸、膀胱、三焦；下部爲陰，陰爲裡、腹、寒、地、虛、下、女、六臟，六臟爲心、肝、脾、肺、腎、心包。

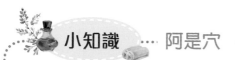
小知識 ⋯⋯ 阿是穴

阿是穴的緣由與定義大致有兩種說法：

1. 傳古代有一位中醫在爲病人治病時，一直找不到治療病人疾病的方法。有一次，無意中按壓到病人身體的某處，痛症因而得到舒緩。醫生開始在該處周圍摸索與尋找，病者突然呼喊「啊……是這裡了。」醫者聽罷，即於該處針灸治療，果然使病症好轉。於是把此特別的穴位便命名爲「阿是穴」。

2. 據中醫醫學著作《千金要方》提及用針時未必一定要扎在穴位之上，只要能有效治療病症，扎在合適處便可。這些特殊的痛點就稱爲「阿是穴」。

指不歸屬於十四條經絡之中，但具有定名、定位和功效的腧穴，簡稱奇穴。經外奇穴一般是從阿是穴的發展而來，其中部分穴位如膏肓俞、厥陰俞等，後來補入十四條經絡的經穴中，由此可知經外奇穴也是經穴的發展來源之一。

「指壓」的意義即是利用手指或手掌在體表施加壓力之手技療法，而指壓於經絡與經穴上，可調整身體狀況，改善不適症狀。

1. 經穴指壓的注意事項：

    (1) 若受治者有心臟病、懷孕、高血壓、糖尿病等情況不能進行指壓，而若正值手術後，如產後，則六個月內不可進行指壓。

    (2) 受治者於指壓前一小時勿進食，否則會嘔吐，操作者三十分鐘內不可進食。

    (3) 指壓後，應飲用溫開水，幫助身體中的廢棄毒物代謝出體外。

    (4) 指壓後，若身體上有紅腫或瘀血的情形，係正常現象，大約一週後便會逐漸消失。

    (5) 指壓後一小時勿洗澡。因為洗澡時的熱水沖淋肌膚將加速體表血液循環，而按摩的作用也相同。所以按摩後立刻洗澡，會使兩者的效用疊加，導致體表充血而胃部和大腦缺氧，易虛脫、暈厥。另外，若正值冬季，天氣寒冷，此時指壓後的氣血匯聚體表、毛孔舒張，立即洗澡極易受涼，而罹患傷風、感冒。因此，按摩後應該在溫暖、舒適的環境中休息一至兩個小時，讓身體恢復常態，再進行其他活動。

2. 經穴指壓的功能與效用：

(1) 舒展肌肉，減輕病痛。

(2) 通暢循環，維持健康。

(3) 消除疲勞，舒緩壓力。

(4) 保持青春，不易衰老。

　　了解了穴的意義和指壓的功效後，也應了解經絡的配合時辰，可配合經脈運行的時間進行指壓按摩，見表 3-4：

表 3-4　十二經絡最佳按摩時間

十二經絡	最佳按摩時間
手太陰肺經	上午三點到五點（寅時）
手陽明大腸經	上午五點到七點（卯時）
足陽明胃經	上午七點到九點（辰時）
足太陰脾經	上午九點到十一點（巳時）
手少陰心經	中午十一點到下午一點（午時）
手太陽小腸經	下午一點到三點（未時）
足太陽膀胱經	下午二點到五點（申時）
足少陰腎經	下午五點到七點（酉時）
手厥陰心包經	下午七點到九點（戌時）
手少陽三焦經	晚上九點到十一點（亥時）
足少陽膽經	晚上十一點到清晨一點（子時）
足厥陰肝經	清晨一點到三點（丑時）

（一）手太陰肺經

負責器官：肺臟，旁及經絡循行之喉、胸等處，主治呼吸系統問題。

最佳按摩時間：上午三點至五點（寅時）

主要穴位：11 穴（見右圖）。

手太陰肺經失調所引起的症狀：哮喘、咳嗽微痰、口乾、胸部苦悶、腳部虛寒、頭昏、精神不濟、做事緩慢、手部到末梢麻痺或痠痛等。

調理方法：疏通、輕撫、按摩。

食療法：黑芝麻、雞肉粥、百合、生薑茶、白色山藥、薯類、冬蟲夏草、絲瓜、燕窩等。

肺經按摩法：勻油疏通肺經，運用指壓，螺旋按摩。沿著雲門穴，此穴可改善胸悶、咳嗽等病症；下滑至尺澤穴，此穴可改善喉嚨痛、咳嗽；再下滑至少商穴，此穴可改善鼻中隔彎曲、頭昏等病症。

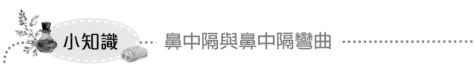

小知識 …… **鼻中隔與鼻中隔彎曲** ……

鼻中隔的定義為人體鼻腔中間的一塊骨板，將鼻腔分割成左右通道。對於鼻腔的呼吸氣流導引、嗅覺生理功能及臉部側面鼻形立體感等有重要影響。

鼻中隔彎曲的定義，指的是鼻中隔的軟骨及硬骨因生長速度不一而造成相互擠壓，進而產生隆起彎曲的現象。也可能是由於外傷所致，包括出生時的產傷、打球、打架、車禍撞傷等，造成軟骨與硬骨的接觸面錯位、偏移。

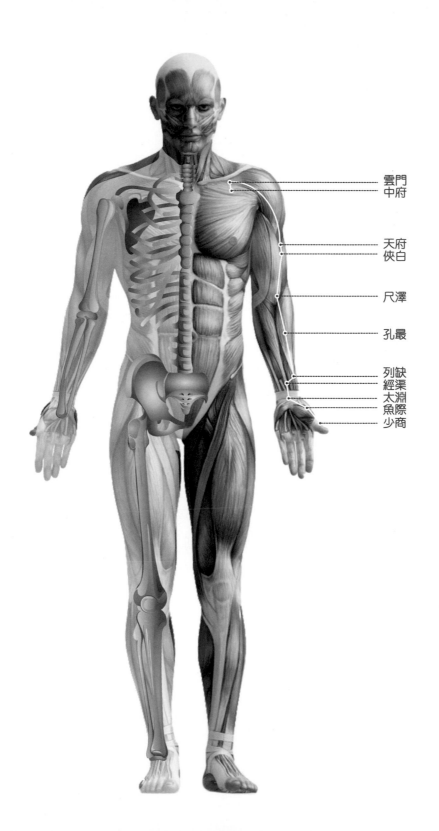

雲門
中府

天府
俠白

尺澤

孔最

列缺
經渠
太淵
魚際
少商

1. 雲門

距鎖骨中線旁開二寸，約於鎖骨外側的凹陷處，按摩時，順時鐘以掌壓按摩。主治症狀：哮喘、胸悶、手臂與肩膀痠痛、咳嗽。

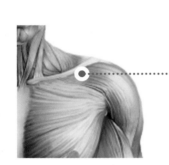
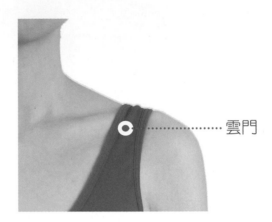

雲門　　　　　　　　　　　　　　　雲門

2. 尺澤

在雙手肘橫紋中央，稍偏橈側（橈側爲醫學方位詞，以手掌爲例，掌心向上，靠近拇指的一側即橈側）。按摩時，由上往下以指腹輕按壓。主治症狀：胸悶、哮喘、喉嚨脹痛、臂肘痠痛、有規律性地發熱、咳嗽。

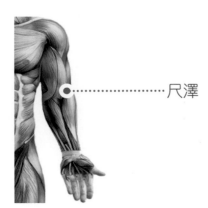
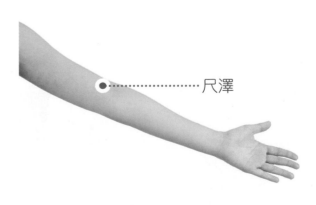

尺澤　　　　　　　　　　　　　　　尺澤

3. 孔最

從雙手腕側橫紋（太淵穴）上量七寸。按摩時，由上往下以指腹按壓。主治症狀：喉嚨脹痛、哮喘、臂肘不能彎曲、咳嗽。

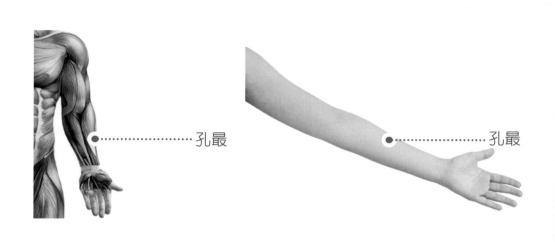

孔最　　　　　孔最

4. 列缺

兩虎口交叉時，食指按壓的橈骨莖突處（橈骨為人前臂拇指端的長骨）。按摩時，由上往下以指腹螺旋按壓。主治症狀：喉嚨脹痛、頭痛、哮喘、手腕沒力氣、咬肌痙攣、眼口不對稱。

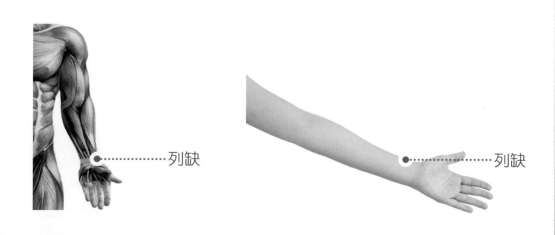

列缺　　　　　列缺

5. 太淵

　　在雙手腕橫紋之橈側，按取動脈處。按摩時，由上往下以指腹螺旋按壓。主治症狀：胸悶、心律不整、哮喘、咳嗽、喉嚨脹痛、手臂內側脹痛、咳血。

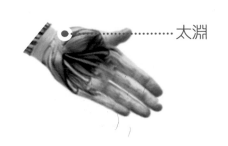 太淵　　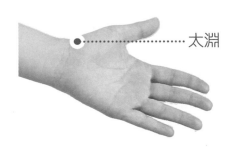 太淵

6. 魚際

　　在雙手拇指後凹陷處，第一掌骨橈側之中央。按摩時，由上往下以指腹按壓。主治症狀：喉嚨脹痛、發熱、咳嗽。

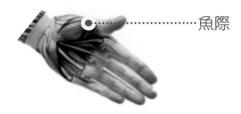 魚際　　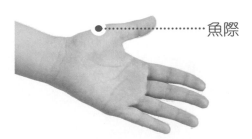 魚際

7. 少商

在雙手拇指末節橈側，指甲內角旁凹陷處。按摩時，由上往下以指腹按壓。主治症狀：咽喉脹痛、手麻痙攣痛、傷寒（熱病）、暈倒、精神錯亂、哮喘、咳嗽、流鼻血。

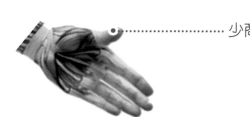 ⋯⋯⋯⋯⋯⋯ 少商

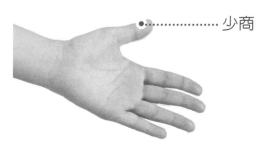 ⋯⋯⋯⋯⋯⋯ 少商

（二）手陽明大腸經

負責器官：大腸，旁及經絡循行之口腔和鼻子等處，主治排泄系統問題。

最佳按摩時間：上午五點至七點（卯時）。

主要穴位：20穴（見右圖）。

手陽明大腸經失調所引起的症狀：口乾舌燥、痔瘡、泄瀉、便祕、牙痛、眼睛勞累、肩膀到手臂麻痺或痠痛、腹脹等。

調理方法：疏通、輕撫、按摩。

食療法：蕎麥麵、黃豆、豌豆、白菜、木耳、黃瓜、松子、桃子等。

大腸經按摩法：勻油疏通大腸經，運用指壓，螺旋按摩。自食指末端的商陽穴開始，此穴可改善手指麻木、牙齒痛；上滑至合谷穴，此穴可改善頭痛、不易流汗等病症；再沿著上滑至曲池穴，此穴可改善腹痛等病症；再至巨骨穴，此穴可改善肩膀疼痛；後至迎香穴，此穴可改善鼻疾。

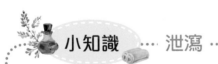

小知識　　泄瀉

　　腹瀉的一種，指排出糞便的次數增多，且糞質稀薄，或呈水樣，或完穀不化、氣味異常，或夾有大量黏液為特徵。

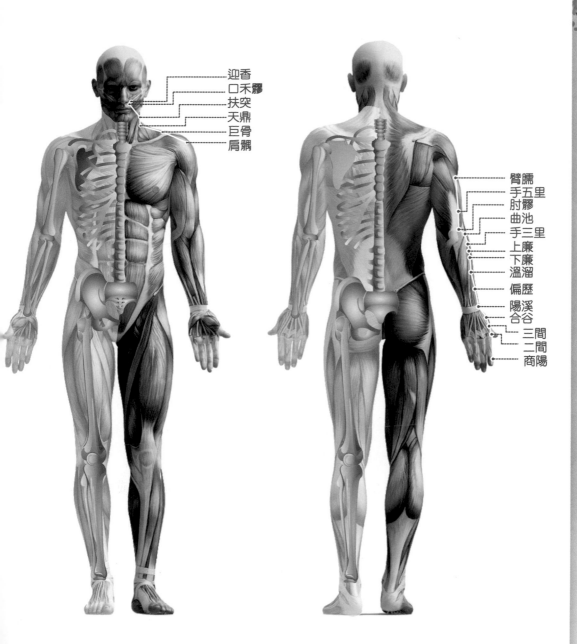

迎香
口禾髎
扶突
天鼎
巨骨
肩髃

臂臑
手五里
肘髎
曲池
手三里
上廉
下廉
溫溜
偏歷
陽溪
合谷
三間
二間
商陽

1. 商陽

在食指橈側，指甲角旁。按摩時，由上往下以指腹按壓。主治症狀：手指麻、昏倒、牙痛、傷寒（熱病）。

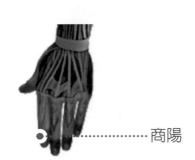 .... 商陽

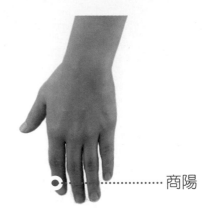 .... 商陽

2. 合谷

伸開拇食二指時，在一、二掌骨間的凹陷處。按摩時，由上往下以指腹按壓。主治症狀：牙痛、流汗過多或過少、頭痛、月經停止、眼睛脹痛、眼口不對稱、細菌性痢疾、臉腫。

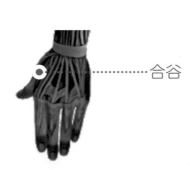 .... 合谷

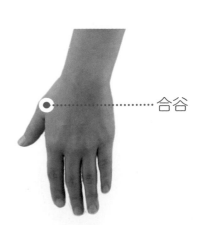 .... 合谷

3. 陽溪

在拇指上翹時，第一掌骨之後兩肌腱間的凹陷處。按摩時，由上往下以指腹按壓。主治症狀：牙痛、手腕痛、眼睛脹痛、頭痛、喉嚨脹痛。

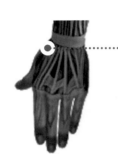 ………… 陽溪

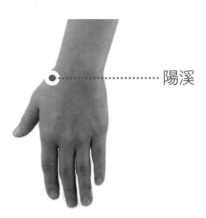 ………… 陽溪

4. 偏歷

在前臂背面橈側，腕橫紋往上三寸處。按摩時，由上往下以指腹按壓。主治症狀：水腫、耳聾、手臂脹痛、流鼻血。

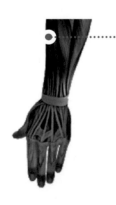 ………… 偏歷

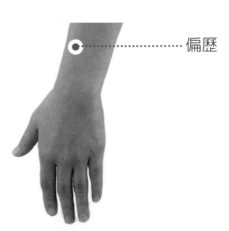 ………… 偏歷

5. 溫溜

　　在前臂背面橈側，腕橫紋往上五寸處。按摩時，由上往下以指腹按壓。主治症狀：臉腫、喉嚨脹痛、腹痛、肩臂疼痛、頭痛。

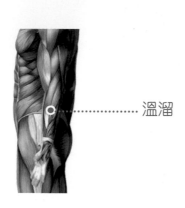

溫溜

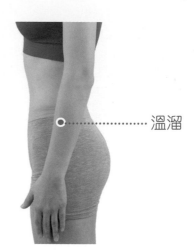

溫溜

6. 曲池

　　在肘窩橫紋端橈側盡處。按摩時，由上往下以指腹按壓。主治症狀：菌痢、喉嚨脹痛、上吐下瀉、手臂痛、麻疹、上肢不協調。

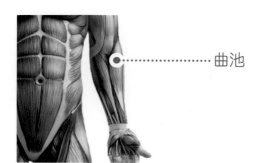

曲池

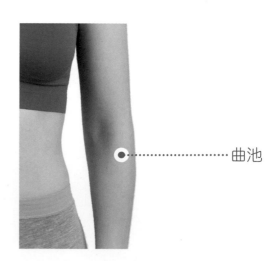

曲池

7. 肩髃

肩端兩骨間，約於肩鎖關節的前端下方凹陷處，順時鐘以掌心揉壓。適合症狀：麻疹、肩臂痠痛、上肢不協調。

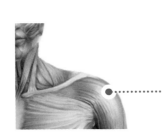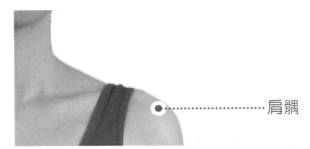

8. 巨骨

於肩鎖關節與肩峰上部間的凹陷處，由上往下以指腹按壓。適合症狀：手臂疼痛而不能彎曲、肩膀痛。

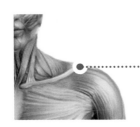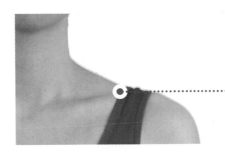

9. 迎香

於鼻翼兩側凹陷處，由上往下以指腹輕按壓。適合症狀：嘴巴不對稱、臉腫、鼻塞、臉癢、流鼻水、流鼻血。

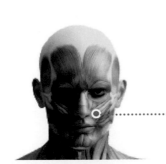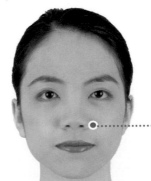

（三）足陽明胃經

負責器官：胃，旁及經絡循行之咽喉、鼻、胸、腹、膝等處，主治消化系統問題。

最佳按摩時間：上午七點到九點（辰時）。

主要穴位：45 穴。

足陽明胃經失調所引起的症狀：常打哈欠、胃脹、胃酸過多、喉嚨脹痛、腿部外側到膝關節與跗關節間沉重、消化不良、頭痛等。

調理方法：按摩、拍打、刮痧、拔罐。

食療法：大麥、綠豆、豌豆、豬肉、螃蟹、辣椒、蘑菇、檸檬等，適合少量多餐。

胃經按摩法：

步驟一：勻油疏通胃經，運用指壓，螺旋按摩。疏通鼻翼兩側，指壓承泣穴以促進眼部血液循環；下滑至四白與地倉穴，此二穴可舒緩眼睛不適。自頸部的頰車穴，由下往上螺旋繞至頭維穴，此二穴可促進淋巴循環；下滑至梁門穴，此穴可促進食慾；下滑至天樞穴，此穴可預防腿部水腫，促進代謝。

步驟二：勻油疏通胃經，運用指壓，螺旋按摩。於腿部的伏兔穴始，此穴可舒緩腰部痠麻；下滑腿部梁丘穴，此穴可促進系統活絡；下滑至足三里穴，此穴可促進腸胃蠕動。

步驟三：勻油疏通胃經，運用指壓，螺旋按摩。先以雙手掌服貼於條口穴，此穴可預防小腿肌肉萎縮、頭痛等病症；再由上往下滑推至解溪穴，此穴可減緩胃部脹痛；由上往下順滑至腳背周邊及內庭穴，此穴可改善鼻塞、臉部腫脹等病症。

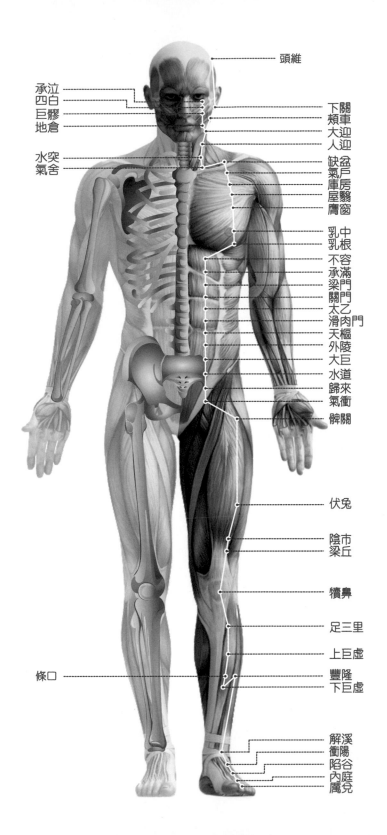

承泣
四白
巨髎
地倉

水突
氣舍

頭維

下關
頰車
大迎
人迎

缺盆
氣戶
庫房
屋翳
膺窗

乳中
乳根
不容
承滿
梁門
關門
太乙
滑肉門
天樞
外陵
大巨
水道
歸來
氣衝
髀關

伏兔

陰市
梁丘

犢鼻

足三里

上巨虛

條口

豐隆
下巨虛

解溪
衝陽
陷谷
內庭
厲兌

1. 承泣

在瞳孔直下方，雙眼眶下緣與下眼瞼交界處。按摩時，由上往下以指腹輕按壓。適合症狀：夜盲、眼口不對稱、眼睛疼痛、眼瞼不自主地跳動、眼睛敏感易流淚。

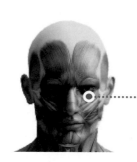 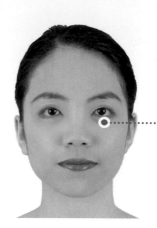

承泣

承泣

2. 四白

瞳子直下一寸，於承泣的下方凹陷處。按摩時，由上往下以指腹輕按壓。適合症狀：臉痛、眼睛疼痛、眼瞼不自主地跳動、眼口不對稱。

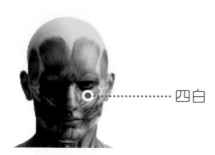 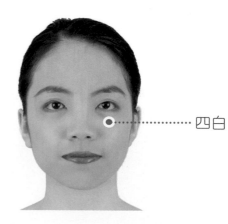

四白

四白

3. 地倉

在嘴角旁四分處。按摩時，由上往下以指腹輕按壓。適合症狀：眼瞼不自主地跳動、嘴巴不對稱、流口水。

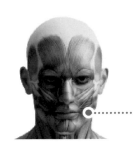

地倉

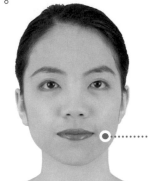

地倉

小知識 ⋯⋯ 寸與分

中醫的量取穴位的「寸」與「分」，並非具體的長度，而指的是比例。由於每個人的身體特徵不同，所以難以統一規定。因此在取穴時必須依個人狀況而定，可根據第一節的取穴法先測出個人的「寸」約是多長，再將「寸」均分為十等分，其中之一等分便是「分」。

4. 頰車

在下頜角前骨陷中，咬牙時肌肉隆起處。按摩時，由上往下以指腹按壓。適合症狀：牙痛、臉頰腫脹、眼口不對稱、頸部疼痛、流行性腺腮炎、咬肌痙攣。

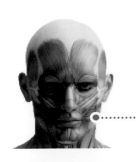

頰車

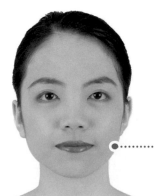

頰車

5. 下關

耳前顴骨下的凹陷處。按摩時，由上往下以指腹按壓。主治症狀：眼口不對稱、牙痛、耳鳴、耳聾、牙關咬合不正。

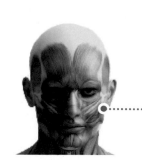

下關

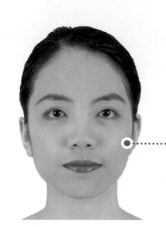

下關

6. 頭維

額角髮際線上五分，頭正中線（神庭穴）旁開四寸五分處。按摩時，由上往下以指腹按壓。主治症狀：頭暈、眼痛、眼睛敏感易流淚。

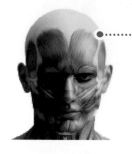

頭維

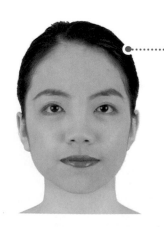

頭維

7. 梁門

在肚臍上方四寸，再旁開二寸處。按摩時，由上往下以指腹按壓。主治症狀：薄糞、胃痛、食慾不振。

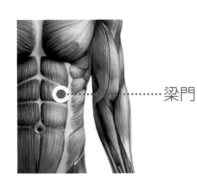

梁門

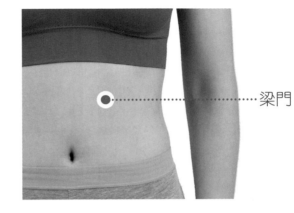

梁門

8. 天樞

在肚臍正中旁開二寸處。按摩時，順時鐘以掌心揉壓。主治症狀：腹瀉、便秘、腹痛、水腫、月經週期不順、腹痛、腸鳴。

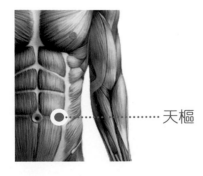

天樞

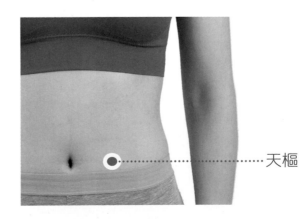

天樞

9. 伏兔

在膝蓋骨上緣上量六寸處外側。按摩時，順時鐘以掌心按壓。適合症狀：膝蓋冰冷、下半身麻痺、香港腳、腰痛。

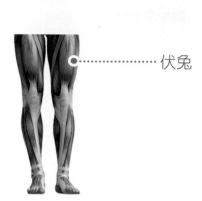
伏兔

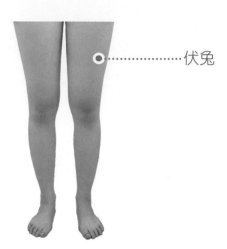
伏兔

10.梁丘

在膝蓋骨上量二寸處外側。按摩時，順時鐘以掌心螺旋按壓。適合症狀：胃痛、乳腺炎、膝蓋腫痛、下半身不協調。

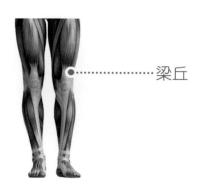
梁丘

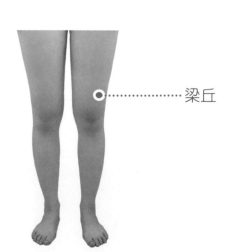
梁丘

11. 犢鼻（又稱為外膝眼）

在膝蓋骨與脛骨結節外方，外膝眼凹陷處。按摩時，由上往下以指腹按壓。主治症狀：香港腳、膝蓋疼痛、膝蓋彎曲不順暢、膝蓋麻痺。

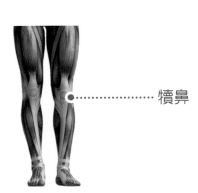　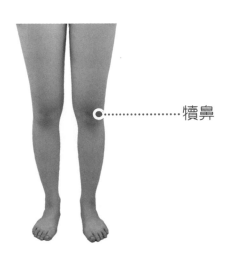

犢鼻　　　犢鼻

12. 足三里

在犢鼻穴下量三寸，距脛骨前緣約五分處。按摩時，由上往下以指腹按壓。主治症狀：便祕、乳腺炎、胃痛、嘔吐、腹脹、消化不良、腸中鳴響、香港腳、菌痢、頭痛。

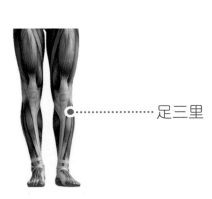　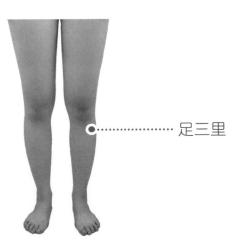

足三里　　　足三里

13. 條口

在犢鼻穴與解溪穴（本經絡第十五點）連線的中點。按摩時，由上往下以指腹按壓。主治症狀：肩膀痛、小腿肌肉萎縮。

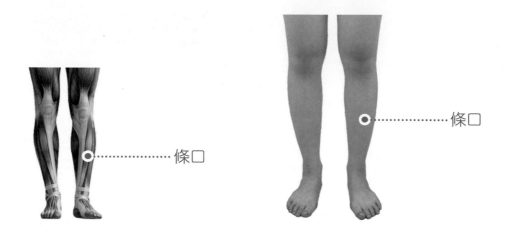

14. 豐隆

在下腿外側，條口穴外一寸處。按摩時，由上往下以指腹按壓。主治症狀：哮喘、咽喉腫脹、頭痛、精神錯亂、下肢萎縮、麻痺、癲癇症、頭暈、胸痛、呼吸道的分泌物較多。

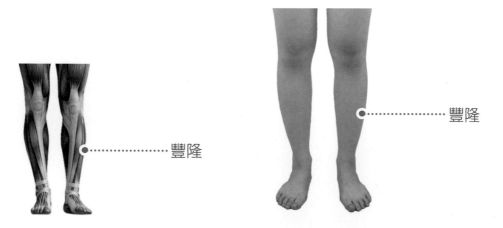

15. 解溪

在足背與小腿交界的橫紋中央凹陷處。按摩時，由上往下以指腹按壓。主治症狀：頭暈、腹脹、便秘、頭臉腫脹、癲癇症、下肢萎縮麻痺。

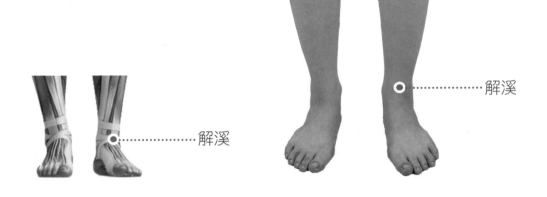

解溪

解溪

16. 內庭

在雙腳第二、第三趾趾縫緣的後方五分處。按摩時，由上往下以指腹按壓。主治症狀：腹痛、腹脹、菌痢、眼嘴不對稱、傷寒、牙齒痛、流鼻血、腳背脹痛。

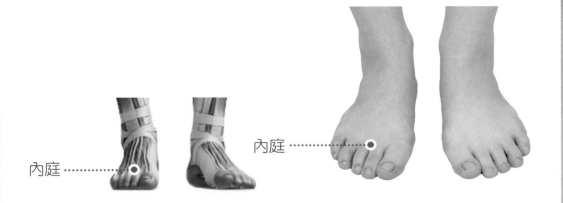

內庭

內庭

（四）足太陰脾經

負責器官：脾，旁及經絡循行腹、下肢等處，主治運化系統問題（運化指消化食物化爲氣血的功能）。

最佳按摩時間：上午九點到十一點（巳時）。

主要穴位：21 穴。

足太陰脾經失調所引起的症狀：失眠、關節的慢性炎症、糖尿病、貧血、癌症、打嗝、舌頭僵硬、噁心、腿部內側到膝蓋痠痛與腫脹等。

調理方法：疏通、輕撫、按摩。

食療法：玉米湯、魚翅羹、冬蟲夏草、蘋果泥、楊桃汁等，避免食用冰冷食品。

脾經按摩法：勻油疏通脾經，運用指壓，螺旋按摩。起於足部公孫穴，此穴可調理、改善腹痛等病症；由下往上推至商丘穴，此穴可調理胃部不適與腸鳴；再往上至三陰交、陰陵泉穴，以手掌按壓，此二穴可消除腹脹、水腫；往上滑至血海穴，此穴可改善濕疹等病症；接著往上推至大橫穴，此穴可改善腹部脂肪代謝與便祕等病症；再上滑至大包穴，此穴可改善全身痠痛等病症。

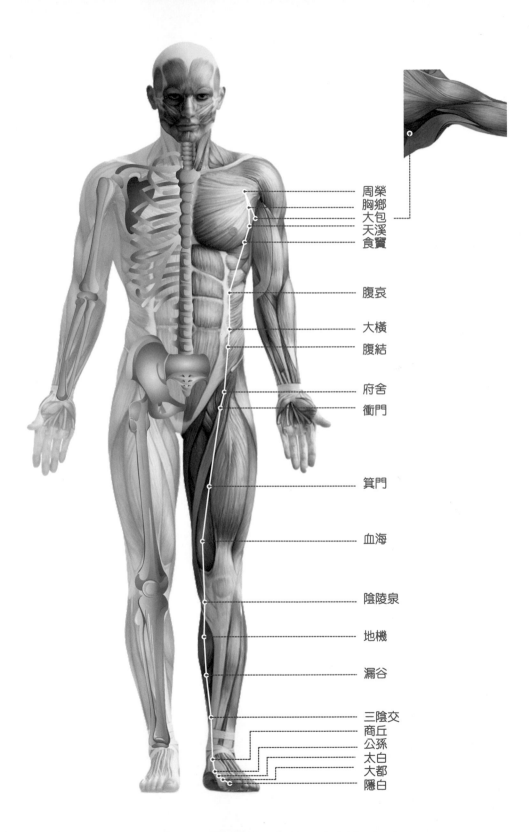

周榮
胸鄉
大包
天溪
食竇

腹哀

大橫
腹結

府舍
衝門

箕門

血海

陰陵泉

地機

漏谷

三陰交
商丘
公孫
太白
大都
隱白

1. 公孫

　　在足內側，當足大趾本節後一寸處。按摩時，由上往下以指腹按壓。主治症狀：菌痢、腹痛、胃痛、嘔吐、腸鳴。

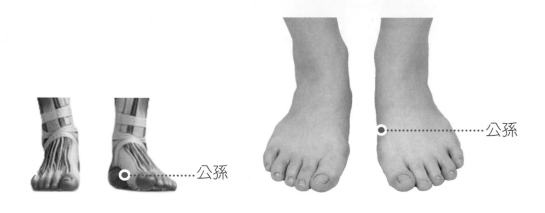

公孫

公孫

2. 商丘

　　在足內踝前下方凹陷處。按摩時，由上往下以指腹按壓。主治症狀：便秘、腳踝疼痛、腸鳴、腹脹。

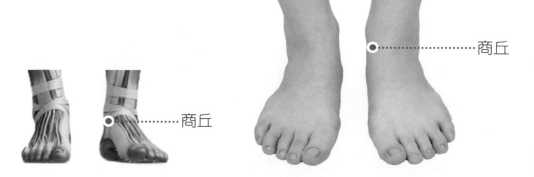

商丘

商丘

3. 三陰交

在內踝中間點的上面三寸，脛骨後凹陷處上。按摩時，由上往下以指腹按壓。主治症狀：月經週期不順、不孕、難產、下肢萎縮麻痺、失眠、尿床、小便困難、腸鳴、陰部疼痛、疝氣、腹瀉、陰道壁膨出、遺精。

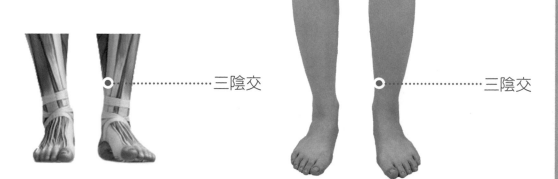

三陰交　　　　　　　　　　　三陰交

4. 陰陵泉

在下腿內側上部，膝蓋關節後方與小腿肚間凹陷處。按摩時，由上往下以指腹按壓。主治症狀：遺精、陰部疼痛、小便困難、腹脹、水腫、膝蓋疼痛、尿失禁、黃疸、腹瀉。

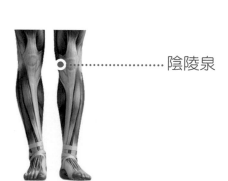

陰陵泉

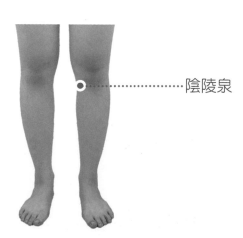

陰陵泉

5. 血海

　　在膝蓋彎曲時，膝蓋骨內上緣兩寸處。按摩時，由上往下以指腹按壓。主治症狀：皮膚風疹、濕疹、月經週期不順、停經、非週期性子宮出血。

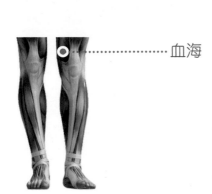
血海

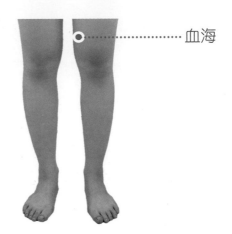
血海

6. 大橫

　　與肚臍平行往旁三點五寸處。按摩時，由上往下以掌心按壓。主治症狀：腹痛、便秘、桿菌性痢疾。

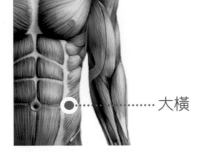
大橫

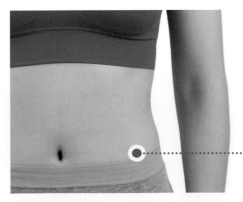
大橫

7. 大包

　　在腋窩中間下六寸的肋骨間隙中。按摩時，由上往下以指腹按壓。
主治症狀：全身痠痛、四肢無力。

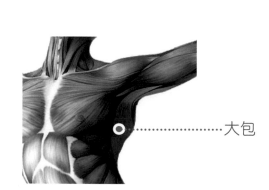·········大包

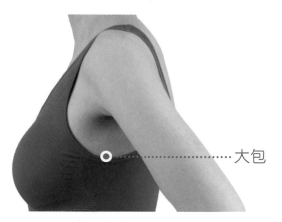·········大包

（五）手少陰心經

負責器官：心臟，旁及經絡循之上臂、手心等處，主治心血管系統問題。

最佳按摩時間：中午十一點到下午一點（午時）。

主要穴位：9穴。

手少陰心經失調所引起的症狀：甲狀腺機能亢進、心悸、心肌梗塞、胃或手腕疼痛等。

調理方法：疏通、輕撫、按摩，並且保持心情愉快。

食療法：綠豆、海參、慈菇、柿子、百合、藍莓等。

心經按摩法：勻油疏通心經，運用指壓，螺旋按摩。雙手掌於少海穴由上往下滑，此穴可疏通胸口鬱悶；沿著少海穴下滑至通里、神門穴，此二穴可改善健忘、失眠等病症；下滑至少府穴，此穴可改善心悸等病症。

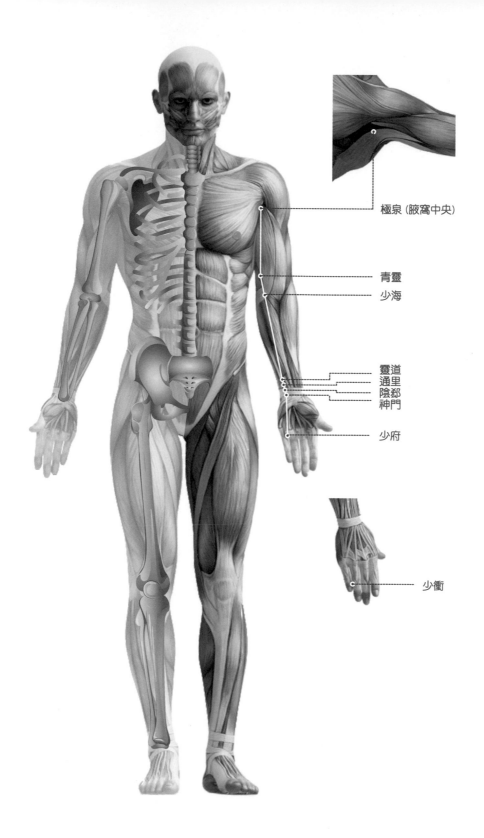

極泉 (腋窩中央)

青靈
少海

靈道
通里
陰郄
神門

少府

少衝

1. 少海

在手肘橫紋內側端，上臂骨關節前方凹陷處。按摩時，由上往下以指腹按壓。主治症狀：老鼠瘡、手臂麻、心痛、手顫抖、手肘痙攣。

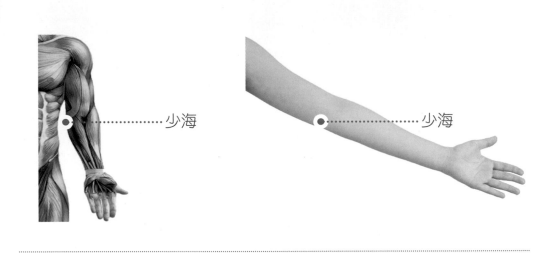

少海　　　　　　　　　少海

2. 通里

在手腕外側橫紋上方一寸處。按摩時，由上往下以指腹按壓。主治症狀：咽喉腫痛、舌頭伸縮不利、頭暈、目眩、聲音突然嘶啞或失聲、臂腕疼痛、心悸。

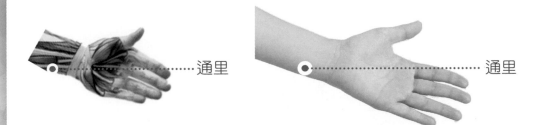

通里　　　　　　　　　通里

3. 神門

在手腕關節外側橫紋凹陷處。按摩時，由上往下以指腹按壓。主治症狀：健忘、失眠、癲癇、心痛、心煩、手掌發熱、心脈不暢、驚慌不安。

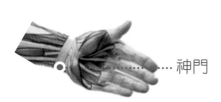 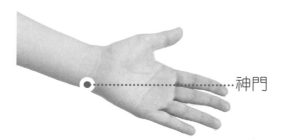

···· 神門

········· 神門

4. 少府

在雙手小指彎曲時，指尖所到之處。按摩時，由上往下以指腹按壓。主治症狀：手掌發熱、心悸、皮膚癢、尿床、小便不順、胸痛、手指功能障礙。

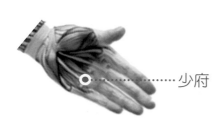 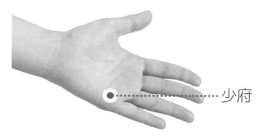

········· 少府

········· 少府

（六）手太陽小腸經

負責器官：小腸，旁及經絡循行之頭、項、耳、目等處，主治五官病症。

最佳按摩時間：下午一點到三點（未時）。

主要穴位：19穴。

手太陽小腸經失調所引起的症狀：扁桃體炎、喉嚨疼痛、耳鳴、聽力減退。

調理方法：疏通、輕撫、按摩。

食療法：赤小豆、冬瓜湯。

小腸經按摩法：勻油疏通小腸經，運用指壓，螺旋按摩。於手部的後溪穴由下往上指壓，此穴可改善頭痛；上滑養老穴，此穴可改善肩背痠痛；再至小海穴，此穴可改善臉頰腫脹、後頸疼痛等病症；往上按至肩中俞穴，此穴可改善咳嗽氣喘、背部僵硬等病症；上滑至聽宮穴，此穴可改善聽力。

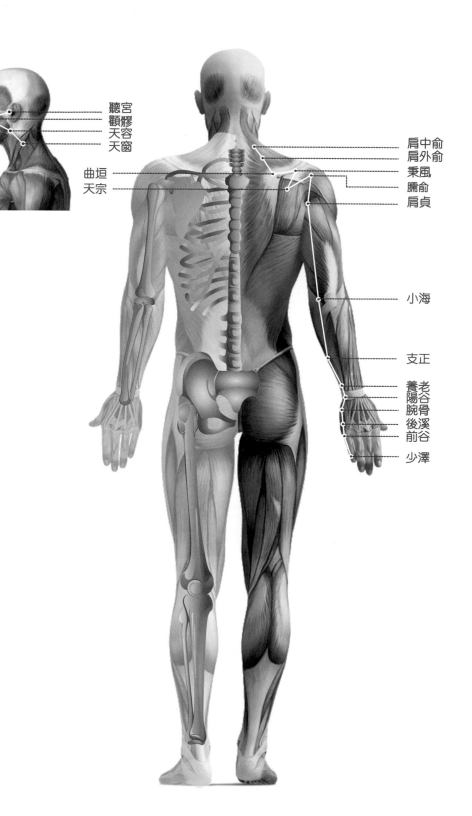

聽宮
顴髎
天容
天窗

曲垣
天宗

肩中俞
肩外俞
秉風
臑俞
肩貞

小海

支正

養老
陽谷
腕骨
後溪
前谷

少澤

1. 後溪

在雙手小指本節外側橫紋端處。按摩時，由上往下以指腹按壓。主治症狀：耳聾、癲癇、頭痛、眼結膜充血、頸背僵直、臂肘及手指難以彎曲、瘧疾、不正常出汗、傷寒。

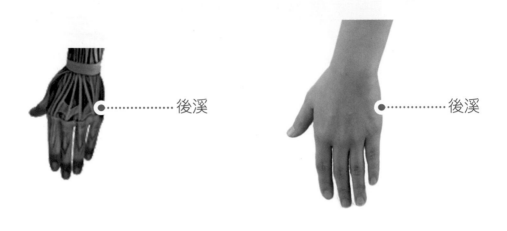

後溪　　　　　　後溪

2. 陽谷

在手腕尺側，尺骨莖突連接三角骨的凹陷處（尺側為醫學方位詞，以手掌為例，掌心向上，靠近小指的一側稱「尺側」）。按摩時，由上往下以指腹按壓。主治症狀：傷寒、手臂外側疼痛、手腕疼痛、頸部疼痛。

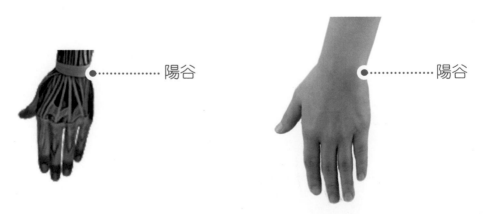

陽谷　　　　　　陽谷

3. 養老

　　在陽谷穴上方一寸處。按摩時，由上往下以指腹按壓。主治症狀：肩膀痠痛、手肘痠痛、背部痠痛、視物不清。

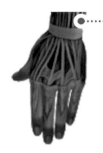
養老

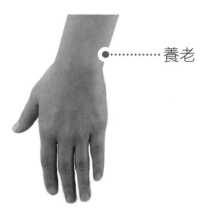
養老

4. 支正

　　在雙手手腕背面的橫紋上方五寸處。按摩時，由上往下以指腹按壓。主治症狀：傷寒、精神錯亂、頸背僵直、手肘痙攣。

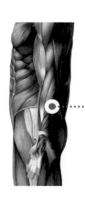
支正

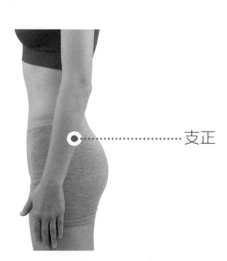
支正

5. 小海

　　在肘內側兩骨相接的凹陷處。按摩時，由上往下以指腹按壓。主治症狀：癲癇、臉頰腫脹、肩膀與手臂外後側以及頸部疼痛。

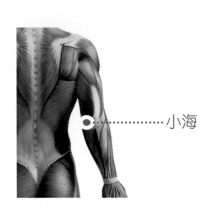

小海

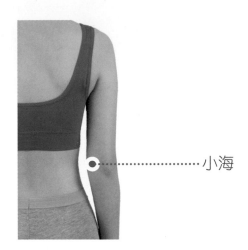

小海

6. 肩貞

　　在腋後縫之間上方一寸處。按摩時，由上往下以指腹按壓。主治症狀：手臂疼痛、肩胛骨疼痛。

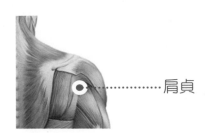

肩貞

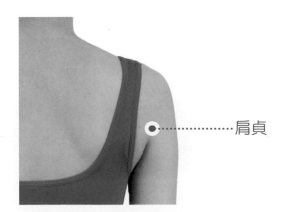

肩貞

7. 臑俞

在肩膀後方連接上手臂中間的凹陷處。按摩時，由上往下以指腹按壓。主治症狀：手臂、肩膀痠痛無力。

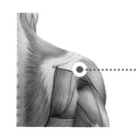
臑俞

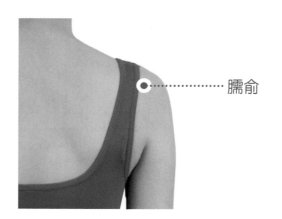
臑俞

8. 天宗

在肩胛骨中央處。按摩時，由上往下以指腹按壓。主治症狀：臂肘外後側疼痛、肩胛骨疼痛。

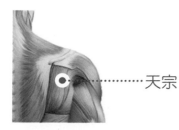
天宗

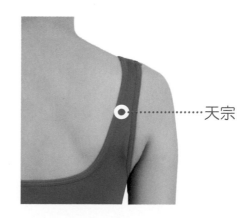
天宗

9. 秉風

在肩胛骨中央的上緣，即於天宗穴上方，舉臂有凹陷之處。按摩時，由上往下以指腹按壓。主治症狀：上肢痠痛麻痺、肩胛骨疼痛。

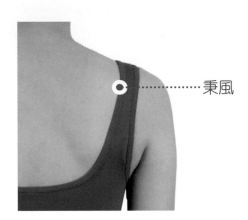

.... 秉風

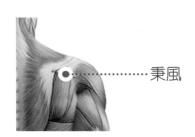

.... 秉風

10.肩外俞

在背部第一胸椎棘突下，旁開三寸處。按摩時，由上往下以指腹按壓。主治症狀：頸部僵硬、肩背痠痛。

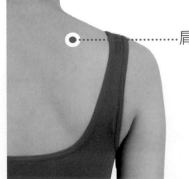

.... 肩外俞

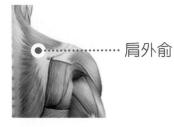

.... 肩外俞

11. 肩中俞

在背部第七頸椎棘突下（大椎穴）旁開二寸處。按摩時，由上往下以指腹按壓。主治症狀：哮喘、背部、肩膀痠痛、咳嗽。

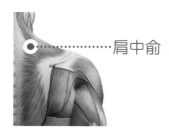
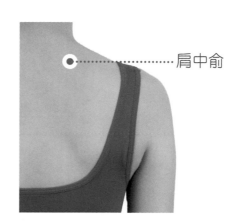

12. 聽宮

在耳珠下前方的凹陷處。按摩時，由上往下以指腹按壓。主治症狀：耳鳴、耳聾、聽力障礙。

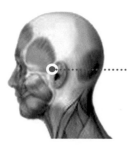
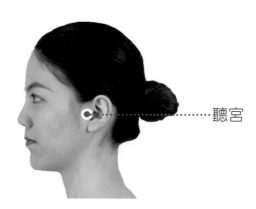

（七）足太陽膀胱經

負責器官：膀胱，旁及經絡循行之頭、頸、背、腰等處，主治頭、頸、背、腰部問題。

最佳按摩時間：下午三點到五點（申時）。

主要穴位：67穴。

足太陽膀胱經失調所引起的症狀：聲音粗糙低沉、眼睛易流淚與紅腫、尿滯留、頻尿、泌尿道感染、聽力降低、肛門周圍疼痛、頭重、手部到末梢麻痺或痠痛等。

調理方法：疏通、按摩，適當休息。

食療法：田雞、田螺、冬瓜、葡萄、楊桃、西瓜、豆豉等。

膀胱經按摩法：勻油疏通膀胱經，運用指壓，螺旋按摩。起於睛明穴，此穴可改善眼睛腫痛；至攢竹、眉衝穴，此二穴可改善頭痛；至天柱穴，此穴可改善鼻塞、背部痠痛等病症；下滑至心俞穴，此穴可調理內心煩悶；下滑至大腸俞穴、委中穴，此二穴可改善便祕；下滑至束骨穴，此穴可改善鼻塞、頭痛、眼睛不適等病症。

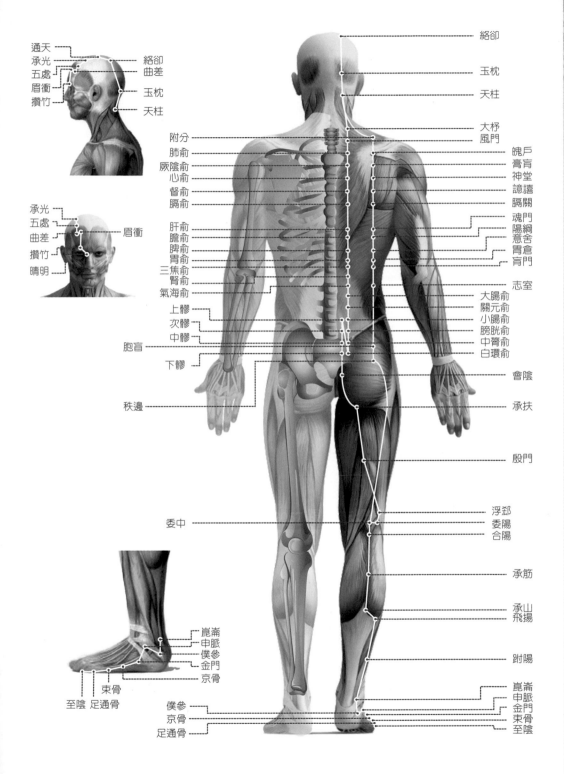

通天
承光
五處
眉衝
攢竹

絡卻
曲差
玉枕
天柱

承光
五處
曲差
攢竹
晴明

眉衝

附分
肺俞
厥陰俞
心俞
督俞
膈俞

肝俞
膽俞
脾俞
胃俞
三焦俞
腎俞
氣海俞

上髎
次髎
中髎

胞肓

下髎

秩邊

委中

崑崙
申脈
僕參
金門
京骨

至陰　足通骨

僕參
京骨
足通骨

絡卻

玉枕

天柱

大杼
風門

魄戶
膏肓
神堂
譩譆
膈關

魂門
陽綱
意舍
胃倉
肓門

志室

大腸俞
關元俞
小腸俞
膀胱俞
中膂俞
白環俞

會陰

承扶

殷門

浮郄
委陽
合陽

承筋

承山
飛揚

跗陽

崑崙
申脈
金門
束骨
至陰

1. 睛明

在上眼瞼的眼眶內側邊緣與眼球間的空隙處。按摩時，由上往下以指腹按壓。主治症狀：夜盲、色盲、眼睛疼痛、眼睛敏感易流淚。

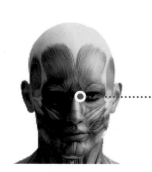

睛明

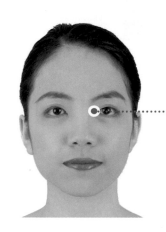

睛明

2. 攢竹

在眉端骨頭凹陷處。按摩時，由上往下以指腹按壓。主治症狀：眼睛疼痛、目瞤、目眩、頭痛、眼睛敏感易流淚、眉骨疼痛、視物不清。

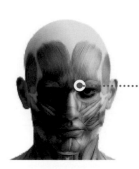

攢竹

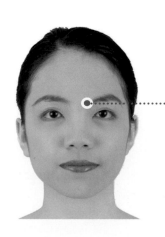

攢竹

3. 眉衝

在攢竹穴直上方入髮際五分處。按摩時，由上往下以指腹按壓。主治症狀：癲癇、目眩、頭痛。

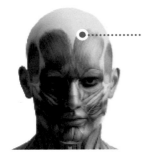

眉衝

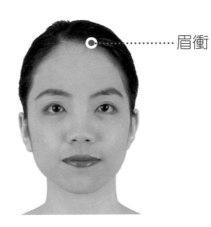

眉衝

4. 通天

在前髮際後四寸，督脈中線旁開一寸五分處。按摩時，由上往下以指腹按壓。主治症狀：流鼻涕、流鼻血、鼻塞、暈眩。

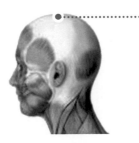

通天

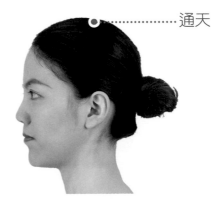

通天

5. 玉枕

在後髮際上方二寸五分，督脈中線旁開一寸三分處。按摩時，由上往下以指腹按壓。主治症狀：眼睛疼痛、鼻塞、頭痛。

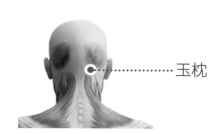

玉枕

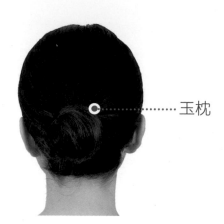

玉枕

6. 天柱

在頸項後，斜方肌外緣凹陷處，當後髮際正中旁開一寸三分處。按摩時，由上往下以指腹按壓，主治症狀：背肩疼痛、鼻塞、頭痛、背部與頸部肌肉僵直。

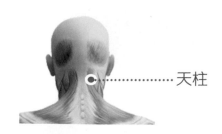

天柱

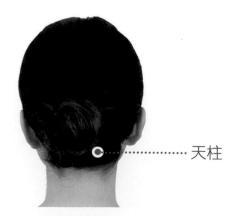

天柱

7. 大杼

　　從背部第一胸椎棘突旁開一寸五分處。按摩時，由上往下以指腹按壓。主治症狀：頸部僵直、頭痛、咳嗽、肩胛骨疼痛、發燒。

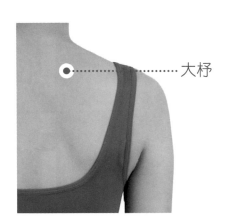

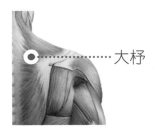

8. 肺俞

　　在背部第三胸椎棘突旁開一寸五分處。按摩時，由上往下以指腹按壓。主治症狀：不正常流汗、吐血、哮喘、咳嗽。

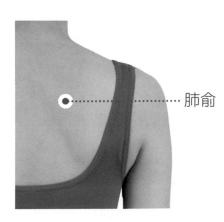

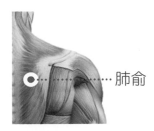

9. 心俞

在背部第五胸椎棘突旁開各一寸五分處。按摩時，由上往下以指腹按壓。主治症狀：吐血、心煩意亂、咳嗽、驚慌不安、思考障礙、癲癇。

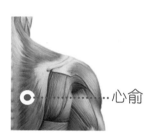
心俞

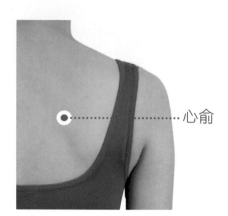
心俞

10.膈俞

在背部第七胸椎棘突旁開各一寸五分處。按摩時，由上往下以指腹按壓，主治症狀：嘔血、嘔吐、咳嗽、潮紅、打嗝、食慾不振、呼吸道發炎、不正常流汗。

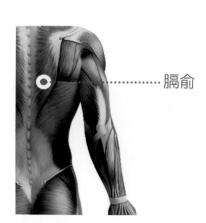
膈俞

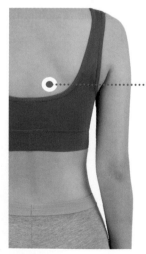
膈俞

11. 肝俞

　　在背部第九胸椎棘突旁開各一寸五分處。按摩時，由上往下以指腹按壓。主治症狀：眼結膜充血、目眩、夜盲、癲癇症、背脊疼痛、流鼻血、黃膽、脅肋疼痛。

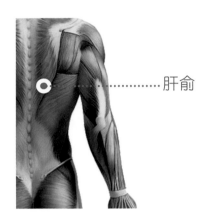
肝俞

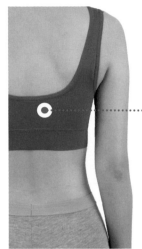
肝俞

12. 膽俞

　　在背部第十胸椎棘突旁開各一寸五分處。按摩時，由上往下以指腹按壓。主治症狀：脅肋疼痛、潮紅、肺結核、黃膽、口苦。

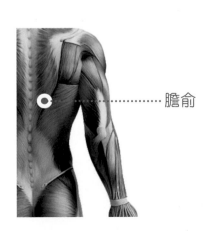
膽俞

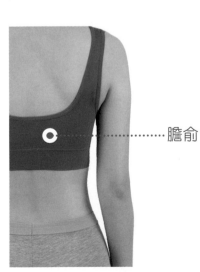
膽俞

13. 脾俞

在背部第十一胸椎棘突旁開各一寸五分處。按摩時，由上往下以指腹按壓。主治症狀：黃膽、水腫、背部疼痛、腹瀉、腹脹、嘔吐、菌痢。

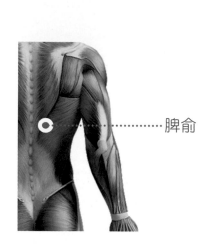

............脾俞

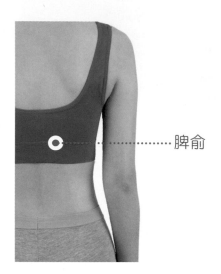

............脾俞

14. 腎俞

在背部第二腰椎棘突下旁開各一寸五分處。按摩時，由上往下以指腹按壓。主治症狀：耳鳴、耳聾、水腫、月經週期不順、陰道分泌物多、腰痠腿軟、尿床、性功能障礙、失精、眼昏。

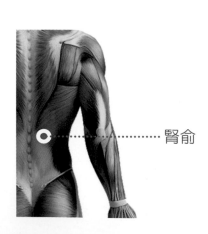

............腎俞

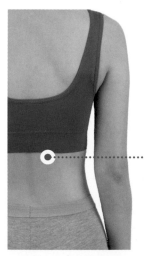

............腎俞

15. 大腸俞

在背部第四腰椎棘突下旁開各一寸五分處。按摩時，由上往下以指腹按壓，主治症狀：便祕、腹瀉、腸中鳴響、腹脹、腹痛。

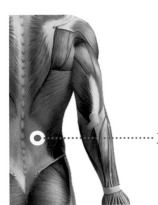

············ 大腸俞

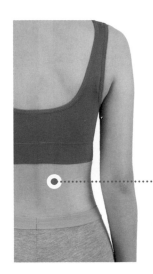

············ 大腸俞

16. 上髎

在骶部（尾椎骨）後正中線與髂後上棘間凹陷處，適對第一骶後孔。按摩時，由上往下以指腹按壓。主治症狀：陰道分泌物多、大小便不順、腰痛、月經週期不順、陰挺。

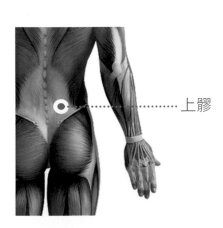

············ 上髎

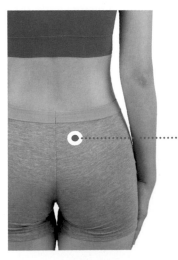

············ 上髎

17.次髎

在第二骶椎下，左右兩孔中。按摩時，由上往下以指腹按壓。主治症狀：陰道分泌物多、下肢萎縮麻痺、腰痛、月經週期不順。

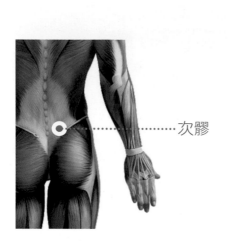

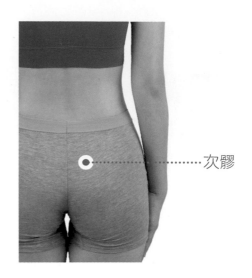

次髎

次髎

18.中髎

在第三骶椎下，左右兩孔中。按摩時，由上往下以指腹按壓。主治症狀：便祕、陰道分泌物多、小便不順、腰痛、月經週期不順。

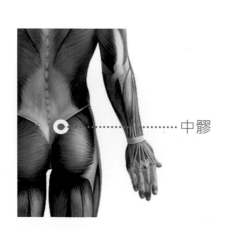

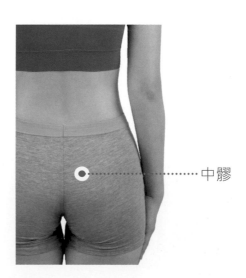

中髎

中髎

19. 下髎

在第四骶椎下，左右兩孔中。按摩時，由上往下以指腹按壓。主治症狀：便祕、腹痛、小便不順、腰部疼痛。

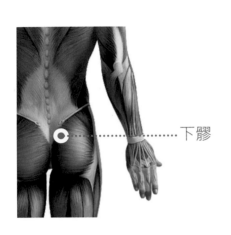・・・・・・・・・ 下髎

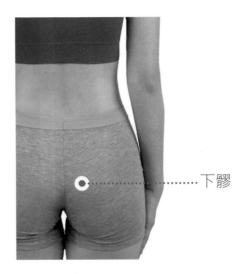・・・・・・・・・ 下髎

20. 承扶

在臀橫紋中央。按摩時，由上往下以指腹按壓。主治症狀：腰痛、臀與股部痛、骶部痛、痔瘡。

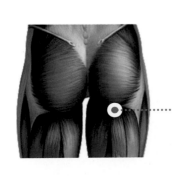・・・・・・・・・ 承扶

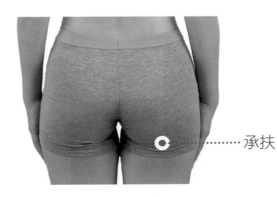・・・・・・・・・ 承扶

21.殷門

　　承扶穴下六寸，約於浮郤與承扶的中間處，由上往下以指腹按壓。主治症狀：大腿、腰部、脊椎疼痛。

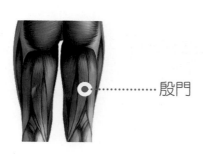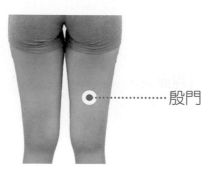

殷門　　殷門

22.委中

　　在膝窩正中上方兩寸。按摩時，由上往下拍打按壓。主治症狀：腹痛、上吐下瀉、腰痛、髖關節伸曲不順。

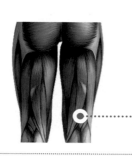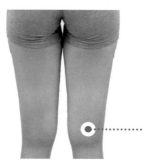

委中　　委中

23.膏肓

　　在第四胸椎棘突下外開三寸處。按摩時，由上往下以指腹按壓。主治症狀：消化不良、不正常流汗、失精、哮喘、咳嗽、吐血、思考障礙、肺結核。

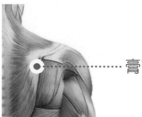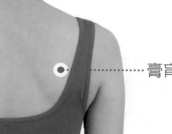

膏肓　　膏肓

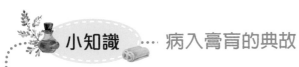

晉景公生病，夢見一個大惡鬼，披頭散髮、捶胸跳腳地說：「你殺了我的子孫，是不義，我已經得到天帝的允許可以報仇了！」話落，便毀掉宮門、寢門走進。晉景公感到害怕，躲進了內室，鬼又繼續追趕而來。

晉景公醒後，立刻召見占卜者詢問。占卜者所言與景公夢境相同。晉景公問：「怎麼樣？」占卜者說：「君王吃不到新收的麥子了！」

晉景公病重，到秦國尋求良醫。秦桓公便派了位名叫緩的醫生去給晉景公治病。醫生尚未到達，晉景公又夢見疾病化作兩個小孩。一個說：「他是良醫，恐怕會傷害我們。往哪兒逃好？」另一個說：「我們待在肓的上邊，膏的下邊，他能把我們怎麼樣？」（膏肓：古以膏為心尖脂肪，肓為心臟與隔膜之間，膏肓之間則指藥力不及之處）

醫緩抵達，診病後說：「您的病已不能治。在肓的上邊、膏的下邊，艾灸不到，針揪不著，藥物的力量也到不了，不能治了。」

晉景公見醫緩診斷的結果與他的夢境相同，便說：「真是良醫！」於是饋贈豐厚的禮物，讓他回去。

六月初六，晉景公想嘗新麥，讓人奉上烹煮後的新麥。做好後，便召見那個為他占卜的人，讓他看看已煮好的新麥飯，以此證明他預言自己吃不到新麥是錯誤的，然後再殺了他。正當晉景公準備吃新麥時之際，突然肚子發脹而去茅廁，結果卻跌入糞坑死去。（典出《左傳・成公十年》）

因此，「病入膏肓」意指病情危重，以致無法救治的地步。亦喻事情無可挽回。

24. 意舍

在第十一胸椎棘突下旁開三寸處。按摩時，由上往下以指腹按壓。
主治症狀：嘔吐、食慾不振、腸鳴、腹瀉、腹脹。

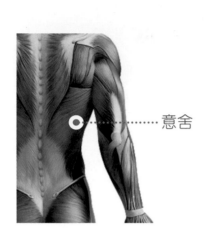 …… 意舍

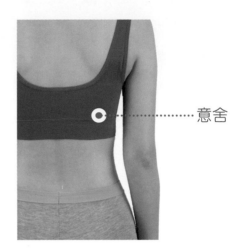 …… 意舍

25. 胃倉

在第十二胸椎棘突下旁開三寸處。按摩時，由上往下以指腹按壓。
主治症狀：背痛、脊椎疼痛、心下痛、腹脹。

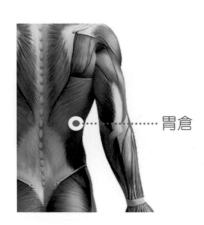 …… 胃倉

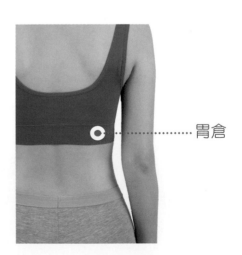 …… 胃倉

26.志室

在第二腰椎棘突下旁開三寸處。按摩時，由上往下以指腹按壓。主治症狀：水腫、腰痛、脊椎疼痛、失精、小便不順暢、性功能障礙。

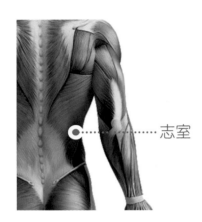

志室

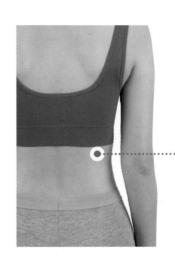

志室

27.秩邊

骶在第四骶椎棘突下旁開三寸處。按摩時，由上往下以指腹按壓，主治症狀：下肢萎縮麻痺、痔瘡、腰骶疼痛。

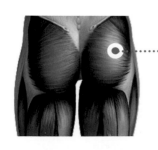

秩邊

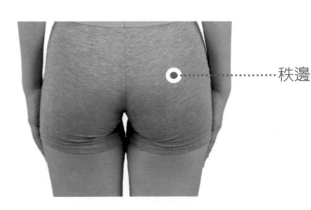

秩邊

28. 承筋

在腓腸肌（小腿肚）中央。按摩時，由上往下以指腹按壓。主治症狀：腰背疼痛、痔瘡、小腿疼痛。

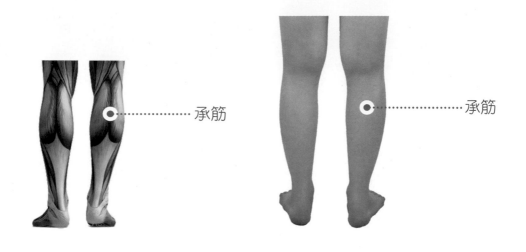

承筋　　　　　　　　承筋

29. 承山

在腓腸肌下出現「人」字紋處。按摩時，由上往下以指腹按壓。主治症狀：便祕、腰痛、痔瘡、腿痛抽筋。

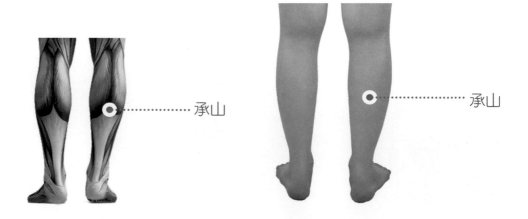

承山　　　　　　　　承山

30. 飛揚

在承山穴下一寸，再旁開一寸處。按摩時，由上往下以指腹按壓。主治症狀：腰痛、腿軟無力、流鼻血、鼻塞、目眩、頭痛。

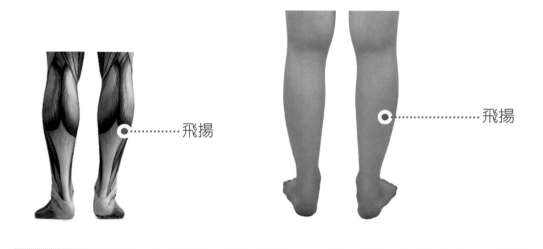

31. 崑崙（昆侖）

在外踝與跟腱之間的凹陷處。按摩時，由上往下以指腹按壓。主治症狀：腳跟疼痛、流鼻血、目眩、腰痛、肩痛、頭痛、兒童癲癇、頭部與背部筋脈的肌肉僵直。

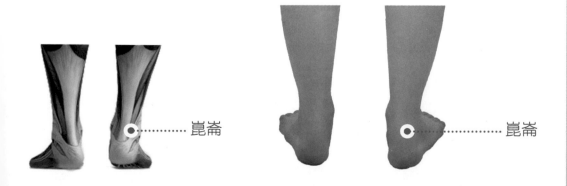

32.申脈

在外踝下五分，上為踝骨，下為軟骨的中間凹陷處。按摩時，由上往下以指腹按壓。主治症狀：腰痛、腿部疼痛、失眠、目眩、癲癇、精神錯亂、頭痛。

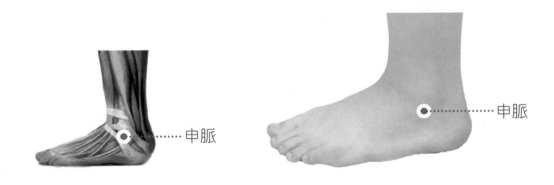

·········申脈

·········申脈

33.束骨

在腳背外側，小指頭後下方處。按摩時，由上往下以指腹按壓。主治症狀：目眩、腰背痛、下肢後側疼痛、頭痛、頭部與背部筋脈的肌肉僵直。

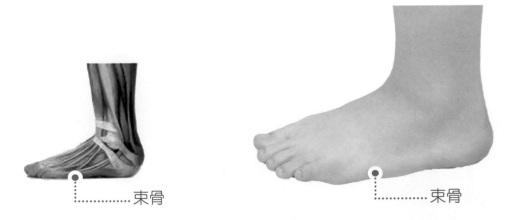

·········束骨

·········束骨

（八）足少陰腎經

負責器官：腎臟，旁及經絡循行的前陰、肺等處，主治納氣功能的問題。

最佳按摩時間：下午五點到七點（酉時）。

主要穴位：27穴。

足少陰腎經失調所引起的症狀：水腫、沒食慾、腰酸背痛、心口無力、容易疲勞、口乾舌燥、腹瀉、面部暗沉、後背與屁股到大腿內部痠痛、體力流失等。

調理方法：避免熬夜。

食療法：黑大豆、羊肉當歸、鴨肉、魚翅、貝殼類、蕃薯、海帶等。

腎經按摩法：勻油疏通腎經，運用指壓，螺旋按摩。於足心湧泉穴，此穴可改善聲音沙啞；上滑至復溜穴，此穴可改善水腫、腹脹等病症；上滑陰谷穴，此穴可改善膝股內側痛；上滑至橫骨穴，此穴可改善排尿困難；上滑至氣穴，此穴可改善月經不順；上滑至幽門穴，此穴可減緩腹部脹痛；上滑至俞府穴，此穴可改善胸痛不順。

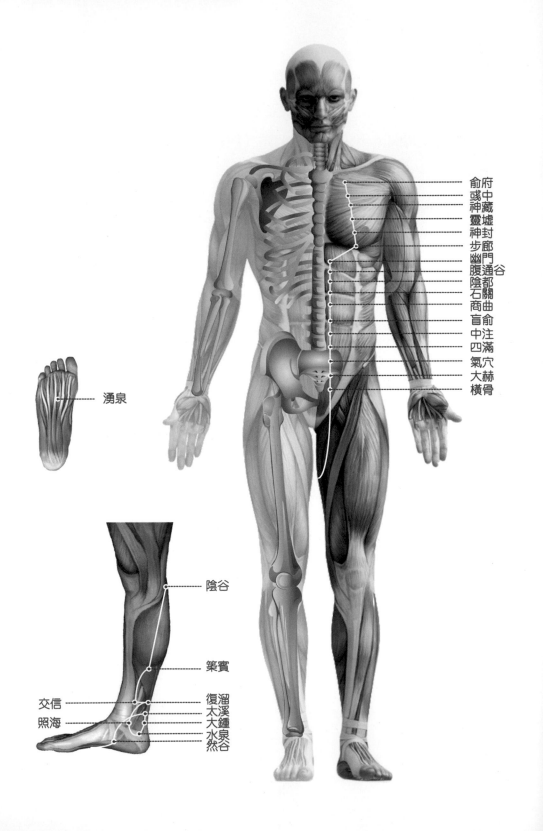

俞府
中藏
彧墟
神封
靈廊
步門
幽通谷
腹都
陰關曲
石商俞
盲注滿
中四穴
氣赫
大橫骨

湧泉

陰谷

築賓

交信
照海

復溜
太溪
大鍾
水泉
然谷

88

1. 湧泉

　　在足掌心前三分之一，當屈足卷趾時所出現的凹陷處。按摩時，由上往下以指腹按壓。主治症狀：頭頂痛、失音、小便頻繁、咽喉疼痛。

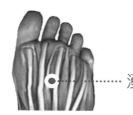

湧泉

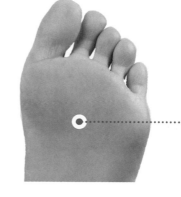

湧泉

2. 復溜

　　在足踝尖端與跟部肌腱後緣間向上三指處。按摩時，由上往下以指腹按壓。主治症狀：不正常流汗、腹脹、腸中鳴響、水腫、腹瀉、腿部腫脹、下肢痿瘓軟弱。

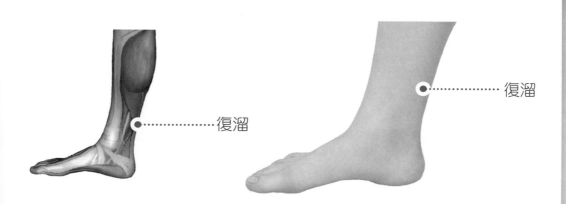

復溜

復溜

3. 陰谷

　　在膝關節內側橫紋凹陷處。按摩時，順時鐘以指腹按壓。主治症狀：陽痿、疝痛、月經不調。

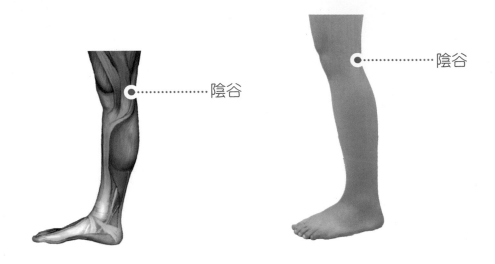

陰谷

陰谷

4. 橫骨

　　在臍下五寸，旁開五分處。按摩時，順時鐘以掌心按壓。主治症狀：小便不順、性功能障礙、失精、陰部疼痛。

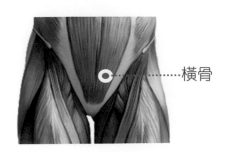

橫骨

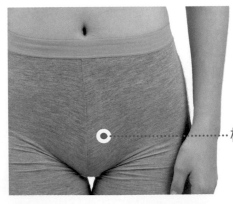

橫骨

5. 氣穴

在臍下三寸，旁開五分處。按摩時，順時鐘以指腹按壓。主治症狀：月經不調。

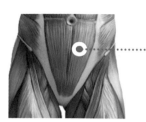 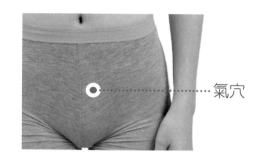

6. 幽門

在臍上方六寸，旁開五分處。按摩時，由上往下以指腹按壓。主治症狀：腹痛、嘔吐、泄瀉。

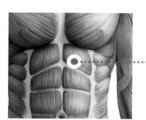 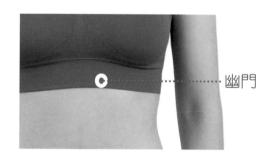

7. 俞府

在鎖骨下緣之凹陷處，任脈旁開兩寸處。按摩時，順時鐘以掌心按壓。主治症狀：咳嗽、氣喘、胸痛。

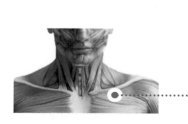

（九）手厥陰心包經

負責器官：心臟，旁及經絡循行之胸、胃等處，主治心血管功能的問題。

最佳按摩時間：下午七點到九點（戌時）。

主要穴位：9穴。

手厥陰心包經失調所引起的症狀：手掌痛與發熱、精神過度緊張、情緒不平靜、心跳不正常、反胃、手部麻痺或痠痛、足發冷、頭昏、眼睛易勞累等。

調理方法：疏通、輕撫、按摩心包經，加強血液循環與新陳代謝。

食療法：蘋果、荔枝、金針、南瓜、牛肉、花生、紅豆等，避免食用高油脂食品。

心包經按摩法：匀油疏通心包經，運用指壓，螺旋按摩。於胸部天池穴，此穴可改善胸悶、腋下腫痛等病症；下滑至曲澤穴，此穴可改善胃痛、心痛、心悸等病症；再下滑至勞宮穴、中衝穴，此二穴可改善心口痛、中暑、昏厥等病症。

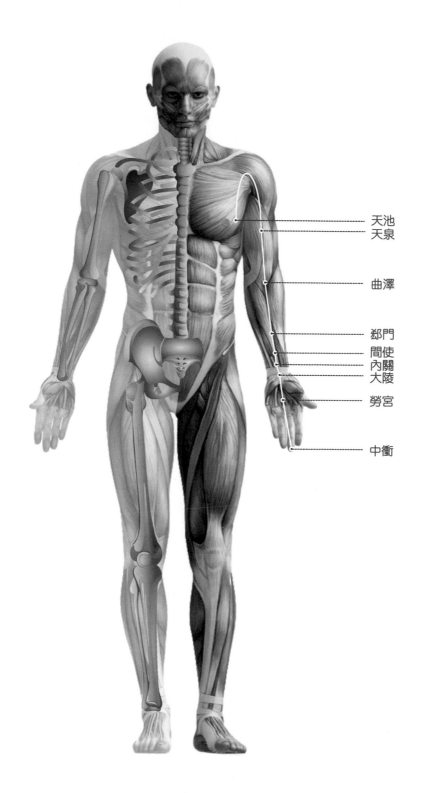

天池
天泉

曲澤

郄門
間使
內關
大陵

勞宮

中衝

1. 天池

在靠近乳頭外側一寸處。按摩時，順時鐘以掌心揉壓。主治症狀：脅肋痛、腋下腫脹疼痛、胸悶。

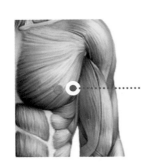

.... 天池

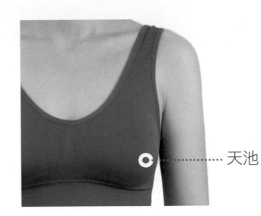

.... 天池

2. 天泉

前手臂內側，靠近腋下摺紋下量兩寸處。按摩時，順時鐘以掌心揉壓。主治症狀：胸痛、背與上手臂內側疼痛、咳嗽、心口疼痛、脅脹痛。

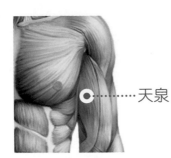

.... 天泉

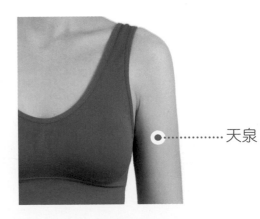

.... 天泉

3. 曲澤

在手肘關節橫紋凹陷處。按摩時，由上往下以指腹揉壓。主治症狀：心悸、肘臂疼痛、胃疼痛、手臂顫抖、傷寒、心中煩悶不安。

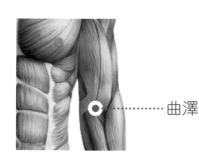

曲澤

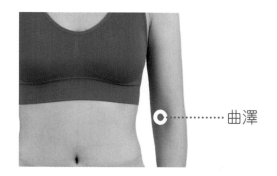

曲澤

4. 郄門

在曲澤穴下方七寸處。按摩時，由上往下以指腹按壓。主治症狀：疔瘡、吐血、心悸、心口痛、流鼻血。

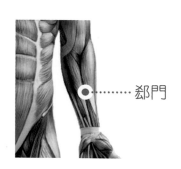

郄門

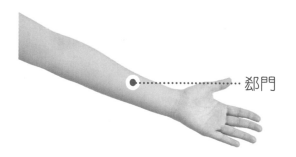

郄門

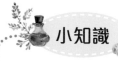

小知識 ── 疔瘡

疔瘡好發於顏面和手、足部，發病開始即有粟米樣小膿頭，發病迅速，根深堅硬如釘為特徵。此病發生原因，是金黃色葡萄球菌感染所致的急性化膿性炎症。

5. 間使

　　掌後橫紋大陵穴（本經絡第七點介紹）上三寸處。按摩時，由上往下以指腹按壓。主治症狀：心悸、手臂疼痛、手肘痙攣、腋下腫脹、傷寒、胃痛、嘔吐、心中煩悶不安、心口疼痛。

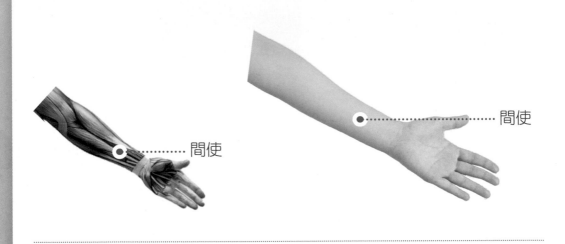

6. 內關

　　掌後橫紋大陵穴（本經絡第七點介紹）上二寸處。按摩時，由上往下以指腹按壓。主治症狀：嘔吐、心悸、心口痛、肘臂痙攣疼痛、傷寒、胃痛。

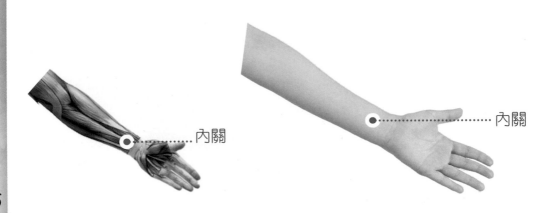

7. 大陵

在掌後第一橫紋中央。按摩時，由上往下以指腹按壓。主治症狀：嘔吐、心悸、心口痛、手肘及胸脅脹痛、胃痛。

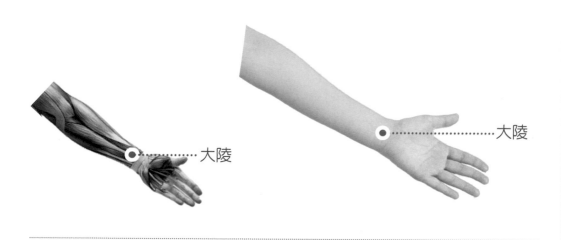

8. 勞宮

在屈指握掌，中指端抵到的掌橫紋上。按摩時，由上往下以指腹按壓。主治症狀：嘔吐、口臭、心口痛、潰瘍、口瘡、手足癬。

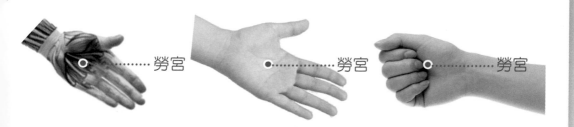

9. 中衝

　　在中指指尖的中間處。按摩時，由上往下以指腹按壓。主治症狀：頭昏、驚風、舌體伸縮不利、心口痛、煩悶不安、傷寒、中暑、手掌發熱。

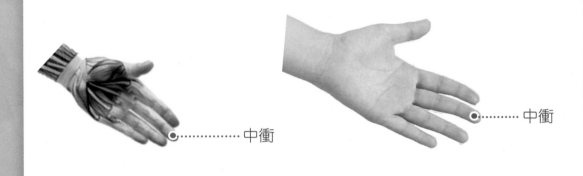

中衝

中衝

（十）手少陽三焦經

負責器官：顳位、眼、耳，旁及經絡循行的肩、臂、肘外側等處。

最佳按摩時間：晚上九點到十一點（亥時）。

主要穴位：23 穴。

手少陽三焦經失調所引起的症狀：聽力減退、眼角痛、多汗、耳鳴、消化不良、後肩到末梢疼痛、腹脹、臉部疼痛等。

調理方法：疏通、輕撫、按摩三焦經，以疏通淋巴循環爲主。

食療法：鳳梨汁、白菜、冬瓜、綠豆湯、番茄、稀飯、西瓜等。

三焦經按摩法：勻油疏通三焦經，運用指壓，螺旋按摩。起於關衝穴，此穴可改善頭痛、喉嚨腫痛等病症；上滑至天井穴，此穴可改善頭痛、癲癇等病症；上滑至天髎穴，此穴可改善頸部疼痛等病症；上滑至耳門穴，此穴可改善耳鳴；上滑至絲竹穴，此穴可改善眼睛不適。

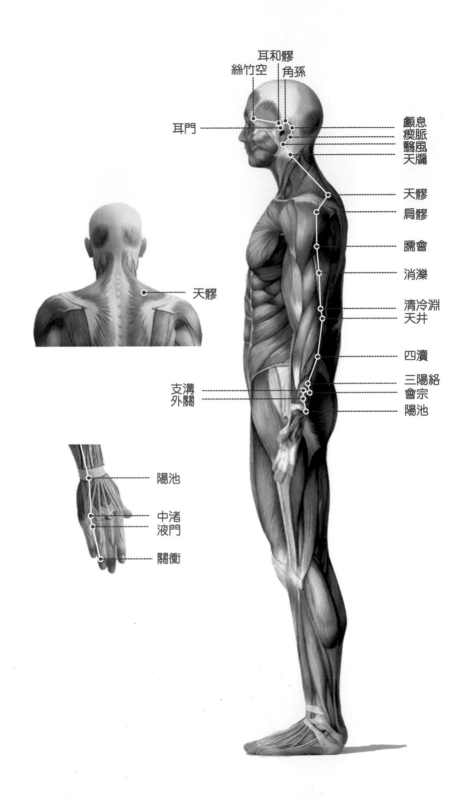

耳和髎
絲竹空　角孫

耳門

顱息
瘈脈
翳風
天牖

天髎
肩髎

臑會

消濼

清冷淵
天井

四瀆

三陽絡
會宗
陽池

天髎

支溝
外關

陽池

中渚
液門

關衝

1. 關衝

在無名指外側指甲後一寸處。按摩時，由上往下以指腹按壓。主治症狀：情緒不穩定、眼結膜充血、口咽、喉咽腫脹、疼痛、傷寒、頭痛。

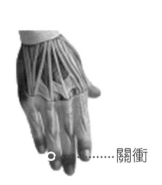

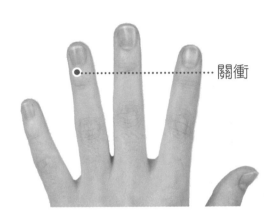

關衝

關衝

2. 液門（滎穴）

在無名指與小指的指縫中間的指蹼處，由上往下以指腹按壓。主治症狀：手臂疼痛、頭痛、眼結膜充血、咽喉腫脹、疼痛、耳聾。

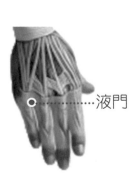

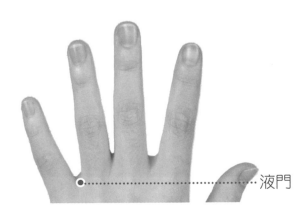

液門

液門

3. 中渚

在手背第四至五掌骨間，掌指關節後方凹陷處。按摩時，由上往下以指腹按壓。主治症狀：手肘及手臂疼痛、手指關節不能屈伸、傷寒、咽喉腫脹、疼痛、耳聾、耳鳴、眼結膜充血、頭痛。

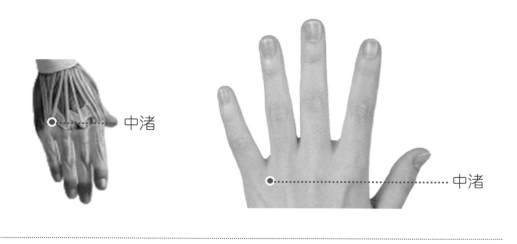

4. 陽池

在手腕背關節外側的凹陷處。按摩時，由上往下以指腹按壓。主治症狀：耳聾、肩臂疼痛、手腕疼痛。

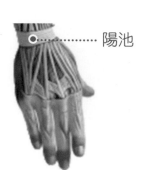 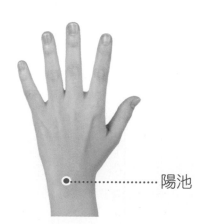

5. 外關

　　在陽池穴上方二寸，尺、橈兩骨之間。按摩時，由上往下以指腹按壓。主治症狀：手抖、耳鳴、耳聾、臉頰疼痛、頭痛、傷寒、手指疼痛、肘臂彎曲不順、脅肋疼痛。

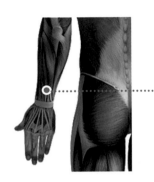 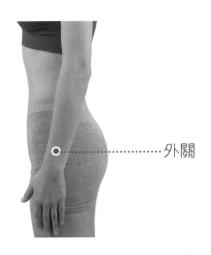

外關　　　　　　　外關

6. 支溝

　　在陽池穴上方三寸。按摩時，由上往下以指腹按壓。主治症狀：便祕、耳聾、耳鳴、肩膀、背部痠痛、嘔吐、喉瘖。

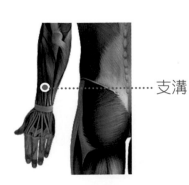 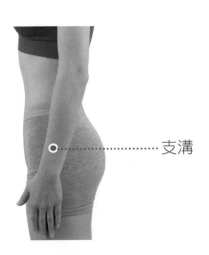

支溝　　　　　　　支溝

7. 會宗

　　在支溝穴外開一寸處。按摩時，由上往下以指腹按壓。主治症狀：
前臂疼痛、耳聾、癲癇。

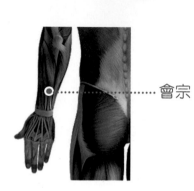 .... 會宗

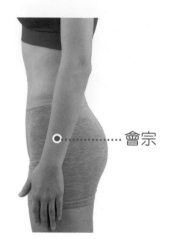 .... 會宗

8. 三陽絡

　　在陽池穴上方四寸處。按摩時，由上往下以指腹按壓。主治症狀：
手臂疼痛、耳聾、喉瘖。

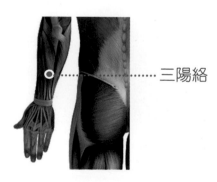 .... 三陽絡

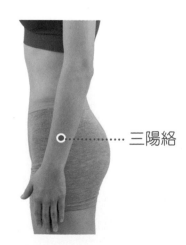 .... 三陽絡

9. 四瀆

在陽池穴正上方七寸。按摩時，由上往下以指腹按壓。主治症狀：牙痛、耳聾、前臂疼痛、喉瘖。

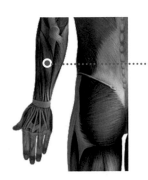········四瀆

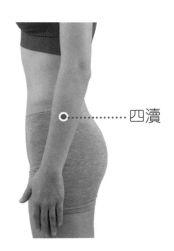········四瀆

10.天井

在手肘關節外側上一寸凹陷處。按摩時，由上往下以指腹按壓。主治症狀：臂膀疼痛、偏頭痛、脅肋疼痛。

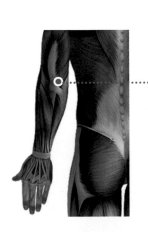········天井

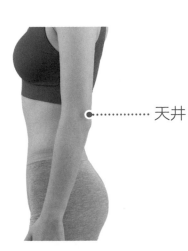········天井

11. 清冷淵

在手肘關節外側上方兩寸處。按摩時，由上往下以指腹按壓。主治症狀：臂膀疼痛。

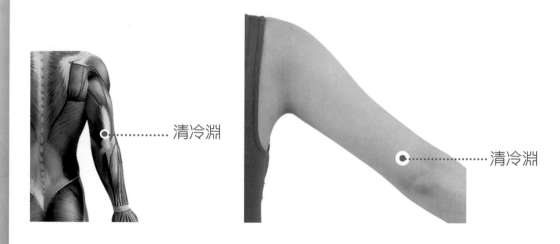

清冷淵

清冷淵

12. 消濼

在清冷淵與臑會（本經絡第十三點）二穴連線之中點處。按摩時，由上往下以指腹按壓。主治症狀：頸項肌肉與筋脈疼痛、手臂疼痛、頭痛。

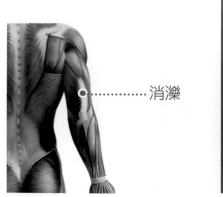

消濼

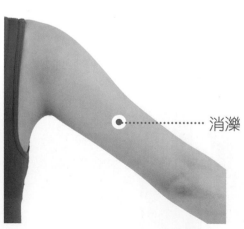

消濼

13. 臑會

在三角肌下方邊緣凹陷處。按摩時，由上往下以指腹按壓，主治症狀：肩臂疼痛、甲狀腺功能亢進。

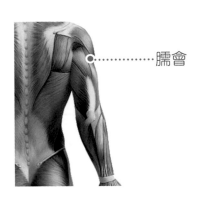

臑會

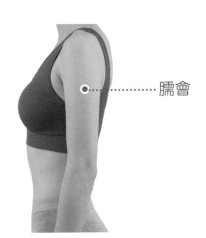

臑會

---

14. 肩髎

在三角肌上方一寸凹陷處。按摩時，順時鐘以掌心揉壓。主治症狀：手臂疼痛、肩膀沉重。

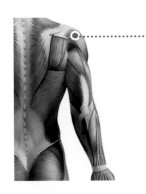

肩髎

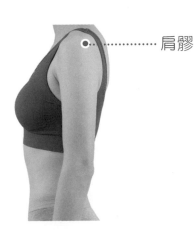

肩髎

15. 天髎

　　在肩胛骨上角的凹陷處。按摩時，由上往下以指腹按壓。主治症狀：頸項肌肉與筋脈疼痛、手臂疼痛。

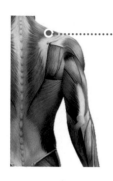

天髎

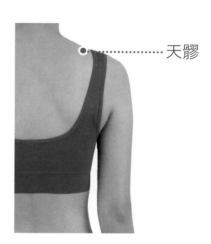

天髎

16. 天牖

　　在耳後下方一寸，橫平下頜角處。按摩時，由上往下以指腹揉壓。主治症狀：臉部腫脹、後頸肌肉與筋脈疼痛、視物模糊、突發性耳聾、頭暈。

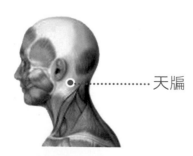

天牖

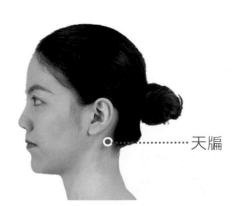

天牖

17. 翳風

在耳垂根後約五分凹陷處。按摩時，由上往下以指腹按壓。主治症狀：臉頰腫脹、耳聾、耳鳴、咬肌痙攣、眼口不對稱。

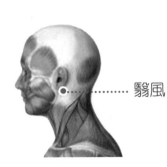
翳風

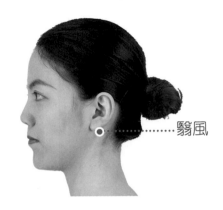
翳風

18. 角孫

在耳角尖上髮際處。按摩時，由上往下指腹按壓。主治症狀：牙痛、風熱眼、耳部紅腫。

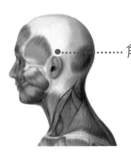
角孫

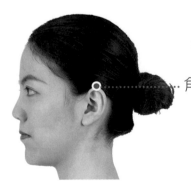
角孫

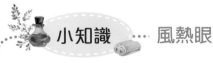

小知識 ···· **風熱眼**

患者自覺雙眼奇癢，癢極難忍，像有蟲爬行，有灼熱感，微有畏光與流淚。好發於春季，尤以青少年為多。

19. 耳門

在面部，耳屏上前方，下頜骨髁狀突後緣凹陷處。按摩時，由上往下以指腹按壓。主治症狀：牙齒疼痛、耳鳴、耳聾。

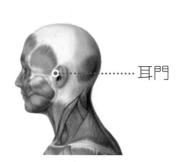 ·········· 耳門

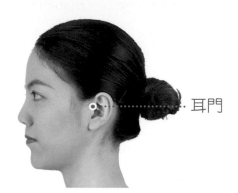 · 耳門

20. 絲竹空

在眉毛往外延伸的凹陷處。按摩時，由上往下以指腹按壓，主治症狀：眼結膜充血、目眩、頭痛。

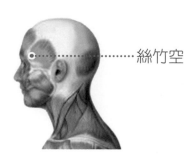 ·········· 絲竹空

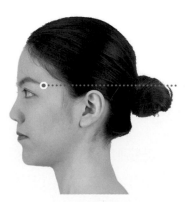 ·········· 絲竹空

（十一）足少陽膽經

負責器官：肝和膽，旁及經絡循行的腋下、胸脇、臀部、下肢外側等處，主治肝膽失調的問題。

最佳按摩時間：晚上十一點到清晨一點（子時）。

主要穴位：44 穴。

足少陽膽經失調所引起的症狀：頸部淋巴腺腫大與疼痛、無法入睡、頭痛、皮膚暗沉、腿部外側到末梢疼痛、嘴部發苦等。

調理方法：按摩、敲打、疏通膽經，減少精神壓力，維護身體循環。

食療法：茭白、番茄、香蕉、黃瓜、蝦子、芝麻、核桃仁等。

膽經按摩法：勻油疏通膽經，運用指壓，螺旋按摩。起於瞳子髎穴，此穴可改善視力衰退、眼痛等病症；向後滑至上關穴，此穴可改善耳鳴；上滑至完骨穴，此穴可改善失眠、臉頰浮腫等病症；上滑至陽白穴，此穴可改善前額疼痛；上滑至風池穴，此穴可改善頭暈、頭痛等病症；下滑至環跳穴，此穴可改善腰痛；下滑至陽陵泉穴，此穴可改善膝蓋腫痛、麻木等病症；下滑至足竅陰穴，此穴可改善頭痛、多夢、眼痛等病症。

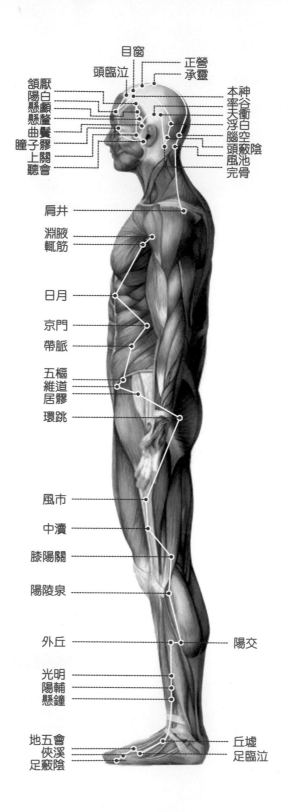

目窗
頭臨泣
正營
承靈
厭白顱
陽懸顱
懸釐
本神
率谷
天衝
浮白
腦空
頭竅陰
風池
完骨
曲鬢
瞳子
上關
聽會

肩井
淵腋
輒筋

日月

京門
帶脈

五樞
維道
居髎
環跳

風市

中瀆

膝陽關

陽陵泉

外丘
陽交

光明
陽輔
懸鐘

地五會
俠溪
足竅陰
丘墟
足臨泣

1. 瞳子髎

在眼角外側凹陷處。按摩時，由上往下以指腹按壓。主治症狀：視力減弱、眼痛、頭痛。

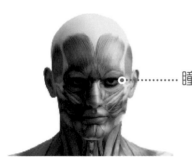

瞳子髎

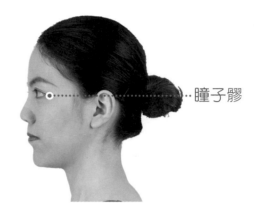

瞳子髎

2. 聽會

在耳屏下方凹陷處。按摩時，由上往下以指腹按壓。主治症狀：牙痛、耳聾、耳鳴。

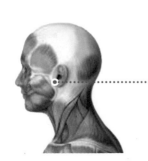

聽會

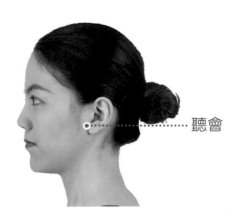

聽會

3. 上關

在耳屏前方，顴弓上方邊緣，當下關（足陽明胃經第五點）直上方凹陷處。按摩時，由上往下以指腹按壓。主治症狀：口眼不對稱、牙痛、耳聾、耳鳴、頭痛。

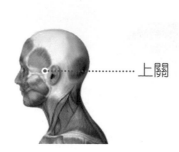

上關

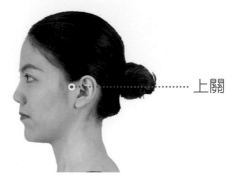

上關

小知識 顴弓

顴弓是人體面部的一骨性結構，呈弓形。位於面部兩側的中部，從外耳道前方，向前延伸到面部前方。由顴骨的顳突和顳骨顴突聯合構成。顴弓的弓度決定了面部的寬度，弓度越大越向外側突出，面部越寬。

4. 率谷

在耳尖上入髮際一寸五分，咀嚼時隨動處。按摩時，由上往下以指腹按壓。主治症狀：偏頭痛。

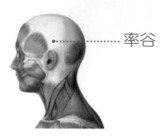

率谷

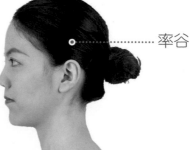

率谷

5. 天衝

在耳朵後上角入髮際二寸處。按摩時，由上往下以指腹按壓。主治症狀：牙齦腫脹、頭痛。

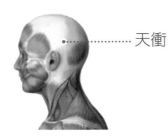

天衝

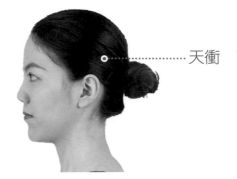

天衝

6. 浮白

在天衝穴直下一寸，入髮際一寸處。按摩時，由上往下以指腹按壓。主治症狀：耳鳴、耳聾、頭痛。

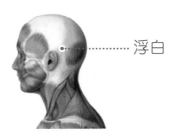

浮白

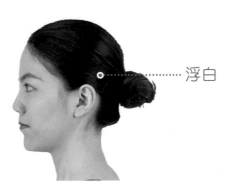

浮白

7. 完骨

　　在耳朵乳突後面下方凹陷處。按摩時，由上往下以指腹按壓。主治症狀：眼口不對稱、臉頰腫脹、牙齒疼痛、失眠、頭痛。

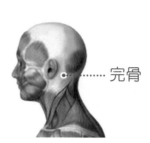......完骨

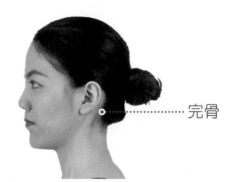......完骨

8. 陽白

　　在眉心直上方一寸處。按摩時，由上往下以指腹按壓。主治症狀：眼睛敏感易流淚、目瞤、前額疼痛、外眼角疼痛、目眩。

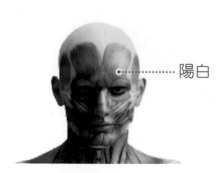......陽白

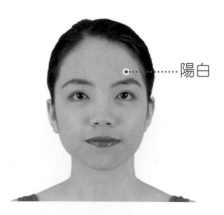......陽白

9. 頭臨泣

　　在前髮際上五分，瞳孔直上處。按摩時，由上往下以指腹按壓。主治症狀：鼻塞、外眼角疼痛、目眩、眼睛敏感易流淚、頭痛。

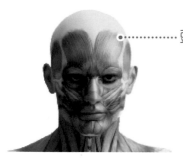
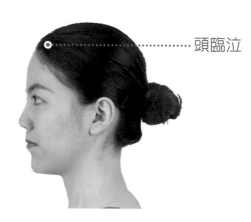

頭臨泣

頭臨泣

10. 承靈

　　在頭臨泣和風池（本經絡第十一點）兩穴的連線中點，與前髮際後五寸的交界處。按摩時，由上往下以指腹按壓。主治症狀：流鼻血、流鼻水、頭痛。

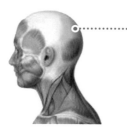
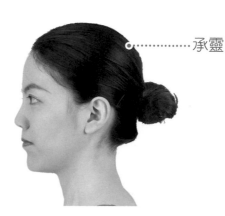

承靈

承靈

11. 風池

　　在兩側頸部後面的枕骨下方凹陷處。按摩時，由上往下以指腹按壓。
主治症狀：流鼻水、感冒、傷寒、背肩疼痛、眼結膜充血、暈眩、頭痛、
頸項的肌肉筋脈牽強疼痛。

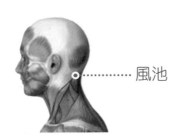　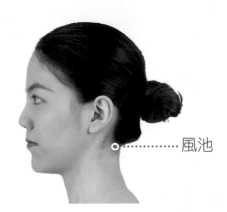

風池　　　　　　　　　　　風池

12. 肩井

　　在肩膀最高點，鎖骨與肩峰中間處。按摩時，由上往下以指腹按壓。
主治症狀：中風、肩背疼痛、手臂舉不起來、乳房紅腫疼痛。

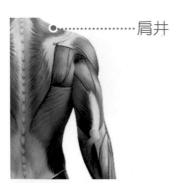　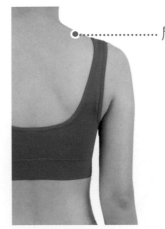

肩井　　　　　　　　　　　肩井

13. 環跳

在屈腿時，大轉子後方凹陷處。按摩時，由上往下以指腹按壓。主治症狀：半身不遂、下半身萎縮麻痺、腰胯疼痛。

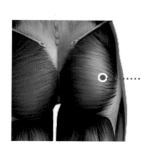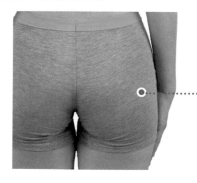

環跳　　　　　　　　　　　環跳

小知識 …… **大轉子與偏癱**

大轉子位於大腿根部，是腿部與骨盆連接的部分。兩腳伸直站立，保持腳底貼地，單腳前後移動，此時腿關節轉動處即「大轉子」。

偏癱又稱半身不遂，是指一側上下肢、面肌和舌肌下部的運動障礙，是急性腦血管病的常見症狀之一。

14. 風市

在大腿中間，直立時兩手下垂的中指尖處。按摩時，由上往下以指腹按壓。主治症狀：全身搔癢、半身不遂、下半身萎縮麻痺、麻木。

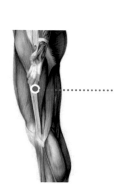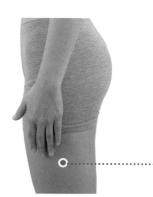

風市

風市

15. 中瀆

　　在膝蓋骨外緣上五寸。按摩時，由上往下以指腹按壓。主治症狀：半身不遂、下半身萎縮麻痺、麻木。

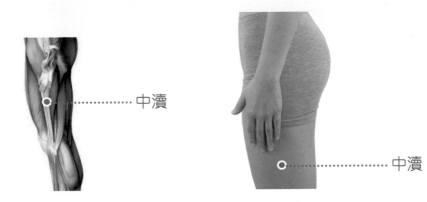

中瀆

中瀆

16. 陽陵泉

　　在膝關節外側下方凹陷處。按摩時，由上往下以指腹揉壓，主治症狀：嘔吐、半身不遂、下半身萎縮麻痺、麻木、膝蓋腫痛、脅肋疼痛、口苦。

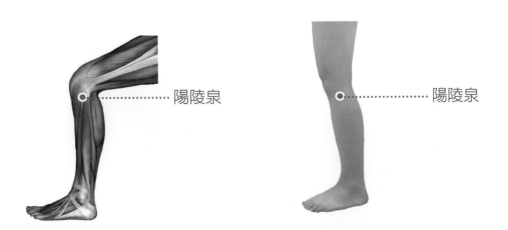

陽陵泉

陽陵泉

17. 俠溪

在第四、五趾縫上五分處。按摩時，由上往下以指腹按壓。主治症狀：傷寒、耳鳴、脅肋疼痛、頰頷疼痛、目眩、外眼角疼痛。

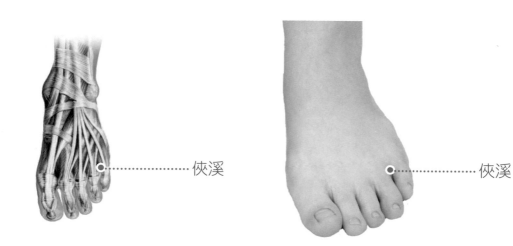

俠溪　　　　　　　　　　　俠溪

18. 足竅陰

在第四趾端外側指甲角一分處。按摩時，由上往下以指腹按壓，主治症狀：傷寒、多夢、脅肋疼痛、耳聾、偏頭痛、眼睛疼痛。

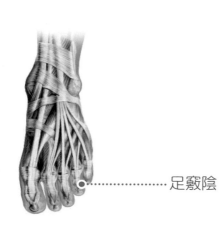
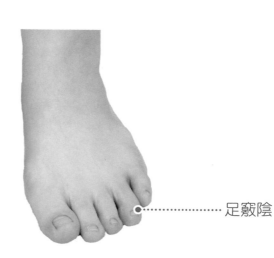

足竅陰　　　　　　　　　　足竅陰

（十二）足厥陰肝經

負責器官：肝臟，旁及經絡循行的腰、胸、前陰等處，主治肝功能問題。

最佳按摩時間：清晨一點到三點（丑時）。

主要穴位：14 穴。

足厥陰肝經失調所引起的症狀：手腳麻木、腰痛、禿頭、腦卒中（中風）、高血壓、易疲勞；男性大腿內側到陰部疼痛；女性腹脹、皮膚暗沉、腰部疼痛、口渴等。

調理方法：按摩、疏通，不熬夜，睡前可用精油放鬆、緩和情緒。

食療法：黑豆、鱔魚、牡蠣、貝類、油菜、海帶等，避免攝取高糖分、高膽固醇、高熱量的食品。

肝經按摩法：勻油疏通肝經，運用指壓，螺旋按摩。起於腳趾大敦穴，此穴可改善泌尿系統病症；上滑至中封穴，此穴可改善排尿問題；上滑至溪關穴，此穴可改善膝蓋疼痛症；上滑至陰廉穴，此穴可改善月經不順；上滑至期門穴，此穴可改善胃酸逆流、胸悶脹痛等病症。

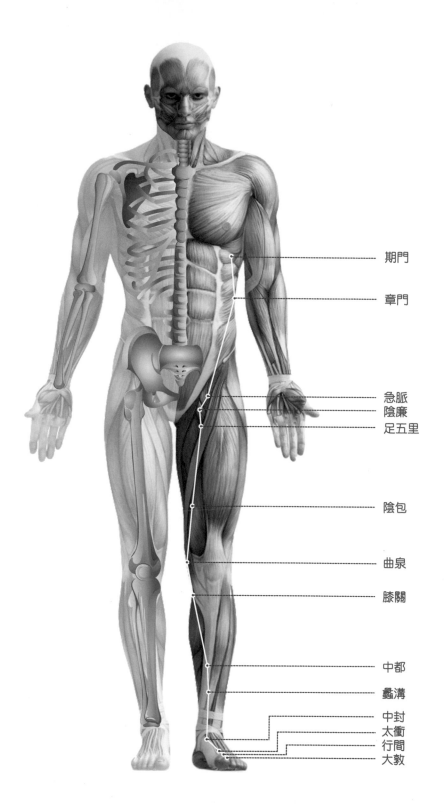

期門

章門

急脈
陰廉
足五里

陰包

曲泉

膝關

中都

蠡溝

中封
太衝
行間
大敦

1. 大敦

在第一腳趾外側指甲角後方一分處。按摩時，由上往下以指腹按壓。
主治症狀：尿床、陰挺、腹痛、非週期性子宮出血。

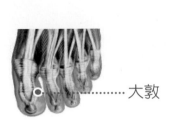 大敦

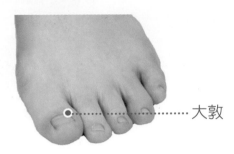 大敦

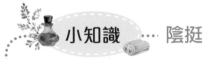

小知識 …… **陰挺**

即子宮脫垂。指子宮位置不正常，下垂或脫出陰道口外的症狀。

2. 行間

在第一、二腳趾趾蹼緣後方五分處。按摩時，由上往下以指腹按壓。
主治症狀：腹痛、失眠、尿床、風熱眼、抽筋、頭痛、脅肋疼痛、小便不順、經血過多、中風、泌尿道感染、目眩。

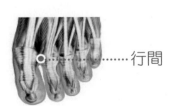 行間

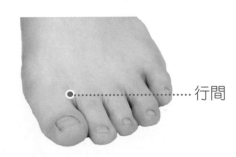 行間

3. 太衝

在行間穴上方三寸凹陷處。按摩時，由上往下以指腹按壓。主治症狀：腹痛、失眠、尿床、兒童驚厥、頭痛、脅脹痛、小便不順、非週期性子宮出血、中風、暈眩。

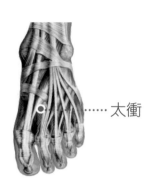 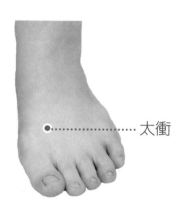

太衝　　　　　太衝

4. 中封

在腳踝關節內側前一寸處。按摩時，由上往下以指腹按壓。主治症狀：腹痛、失精、小便不順、陰部疼痛。

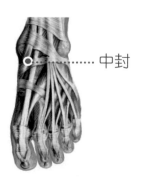 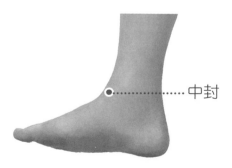

中封　　　　　中封

5. 蠡溝

在腳踝關節內側上五寸處。按摩時，由上往下以指腹按壓。主治症狀：腹痛、脛部痠痛、月經週期不順、小便不順。

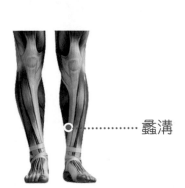
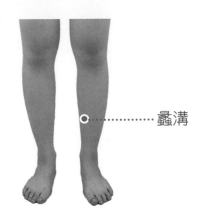

蠡溝

蠡溝

6. 中都

在腳踝關節內側上七寸處。按摩時，由上往下以指腹按壓。主治症狀：腹痛、非週期性子宮出血。

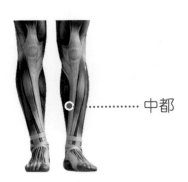
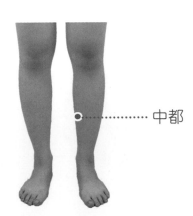

中都

中都

7. 膝關

在內膝眼下方二寸，當脛骨內側後緣，陰陵泉（足太陰脾經第四點）後方一寸處。按摩時，由上往下以指腹揉壓。主治症狀：膝蓋內側疼痛。

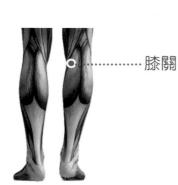

膝關

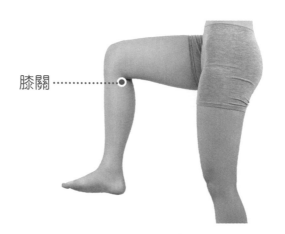

膝關

8. 曲泉

在膝蓋內側膕窩橫紋端。按摩時，由上往下以指腹按壓。主治症狀：膝蓋、屁股內側疼痛、失精、小便不順、陰部癢、腹痛、陰部疼痛。

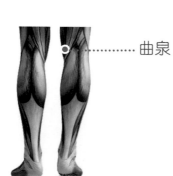

曲泉

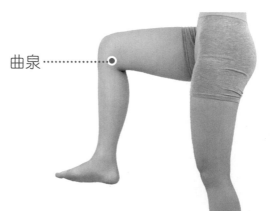

曲泉

9. 陰包

　　在曲泉穴上方四寸處。按摩時，由上往下以指腹按壓。主治症狀：小腹疼痛、月經週期不順、小便不順。

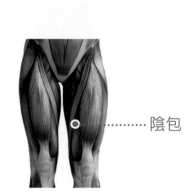

陰包

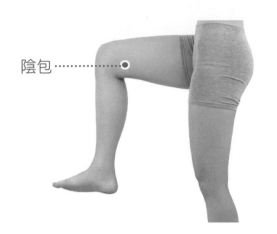

陰包

10.足五里

　　在大腿內側根部陰廉穴（本經絡第十一點介紹）下方一寸處。按摩時，由上往下指腹按壓。主治症狀：小便不順、腹脹。

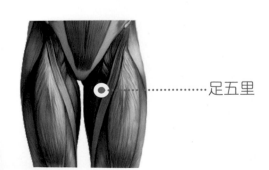

足五里

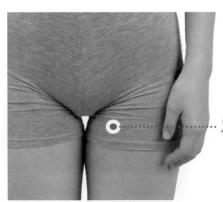

足五里

11. 陰廉

在氣衝穴（足陽明胃經穴位）旁外五分，下量二寸處。按摩時，由上往下以指腹按壓。主治症狀：腿骨疼痛、月經週期不順。

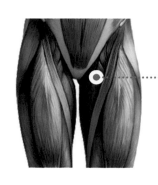 陰廉

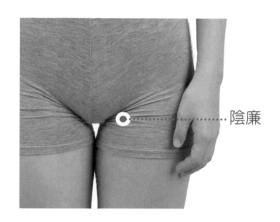 陰廉

12. 急脈

在氣衝穴（足陽明胃經穴位）斜下兩寸處。按摩時，順時鐘以掌心揉壓。主治症狀：腹痛、外陰部疼痛。

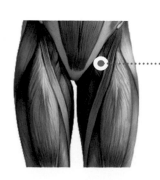 急脈

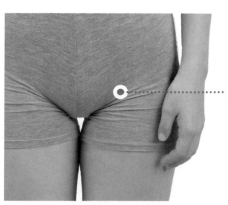 急脈

13. 章門

在手臂夾緊腋下，彎曲手肘時，中指尖端需碰到耳垂，此時彎曲的手肘尖端所平行的位置。按摩時，順時鐘以掌心揉壓。主治症狀：腰背及脅肋疼痛、消化不良、腹脹、腹瀉、嘔吐。

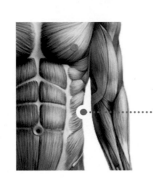 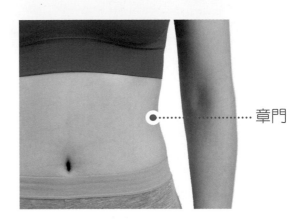

章門

章門

14. 期門

乳頭正下方第二根肋骨中間處。按摩時，由上往下以指腹按壓。主治症狀：打嗝、腹脹、嘔吐、胸部腫脹、胸脅疼痛。

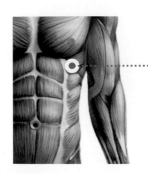 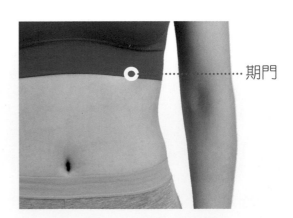

期門

期門

（十三）任脈

負責器官：生殖器，旁及經絡循行的腹部等處，主治生殖功能問題。

最佳按摩時間：無特定時間。

主要穴位：24 穴。

任脈失調所引起的症狀：白帶症、乳房脹痛、小便不順、腹部發冷、血尿、嘴巴與喉嚨腫脹、牙齒疼痛、痢疾、食物難下嚥。

調理方法：按摩、疏通任脈，不熬夜，睡前用精油放鬆、緩和情緒。

食療法：多喝薑茶，禁食冰冷食品。

任脈按摩法：勻油疏通任脈，運用指壓，螺旋按摩。疏通關元穴，此穴有利小便不順；往上滑至水分穴，此穴有利腰痛舒緩；調理中脘穴，此穴可改善胃酸、胃痛等病症。

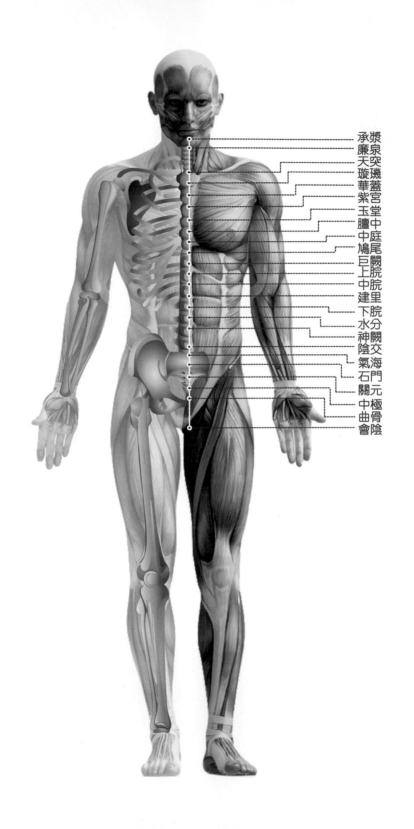

承漿
廉泉
天突　璇璣　蓋宮
華蓋　紫宮
玉堂　中庭
中庭尾
鳩尾　巨闕
巨闕　上脘
中脘　里
建里　下脘
下脘
水分
神闕　交
陰交　海門
氣海　門元
石門　極骨
關元　中曲
中極　骨陰
曲骨　會陰
會陰

132

1. 關元

在肚臍下方三寸處。按摩時，順時鐘以掌心揉壓。主治症狀：腹瀉、不規則的陰道出血、疝氣、腹痛、尿床、月經週期不順、停經、產後出血、中風、白帶、經痛、小便不順、小便頻繁、失精。

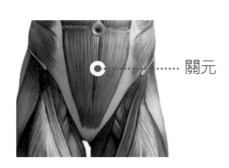

······ 關元

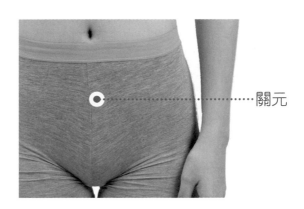

······ 關元

2. 氣海

在肚臍下方一寸處，順時鐘以掌心按壓。主治症狀：腹瀉、不規則的陰道出血、疝氣、腹痛、尿床、月經週期不順、產後出血、中風、白帶、便祕、水腫。

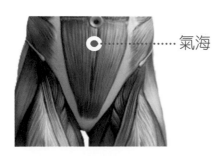

······ 氣海

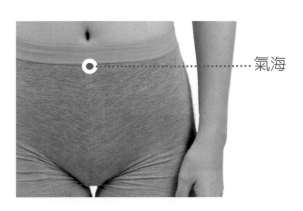

······ 氣海

3. 水分

在肚臍上方一寸處。按摩時，順時鐘以掌心按壓。主治症狀：水腫、腹痛、腸鳴。

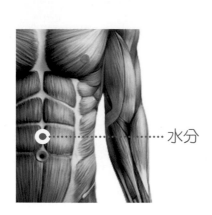
水分

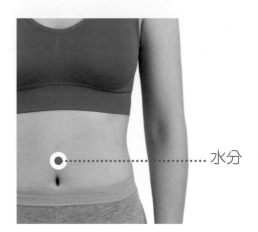
水分

4. 中脘

在肚臍上方四寸處。按摩時，順時鐘以掌心按壓。主治症狀：消化不良、菌痢、嘔吐、腹脹、腹瀉、胃痛、反胃吞酸。

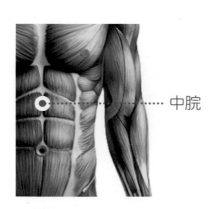
中脘

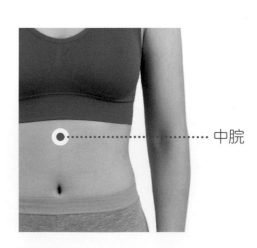
中脘

（十四）督脈

負責器官：腦、脊，旁及經脈循行的耳、目、腰等處，主治腦、脊髓功能的問題。

最佳按摩時間：無特定按摩時間。

主要穴位：28穴。

督脈失調所引起的症狀：排尿困難、不正常流汗、夜間頻尿、不孕症、頸部僵硬、癲癇症、頭痛、手腳痙攣、言語障礙、眼結膜充血等。

調理方法：按摩、疏通，不熬夜，睡前可用精油放鬆、緩和情緒。

食療法：多喝薑茶，避免食用冰冷食品。

督脈按摩法：勻油疏通督脈，運用指壓，螺旋按摩。起自大椎穴，此穴可舒緩感冒、咳嗽等病症；往上滑至啞門、百會穴，此二穴有利頭痛舒緩；往下滑至人中按摩，此處可改善臉部腫脹等病症。

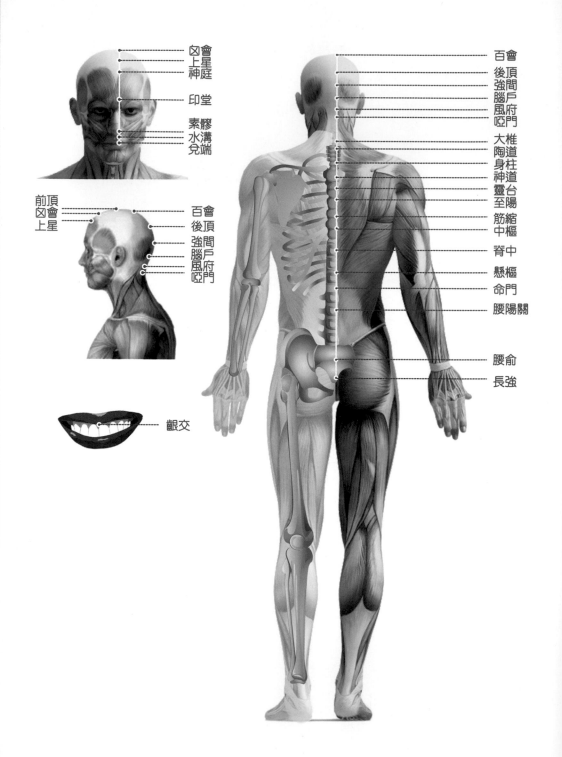

會　　凶　上　神
星　　　　庭

印堂

素膠
水溝
兌端

前頂　凶會
上星

百會
後頂
強間
腦戶
風府
啞門

齦交

百會
後頂
強間
腦戶
風府
啞門

大椎
陶道
身柱
神道
靈台
至陽
筋縮
中

脊中

懸樞

命門

腰陽關

腰俞

長強

1. 大椎

在第七頸椎及第一胸椎間處。按摩時，順時鐘以指腹按壓。主治症狀：脊椎肌肉痠痛、感冒、咳嗽、慢性呼吸道發炎。

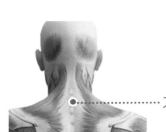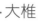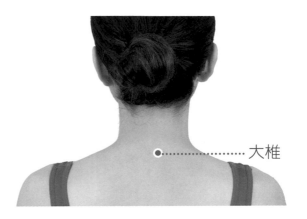

2. 啞門

在頸項後方正中線入髮際五分處。按摩時，順時鐘以指腹按壓。主治症狀：流鼻血、頭痛、頭部後頸的肌肉筋脈不適、喉瘖、中風後舌頭伸縮不利。

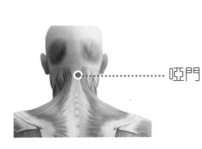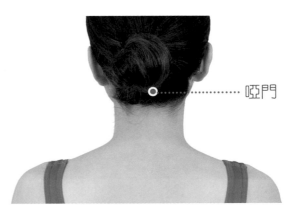

3. 風府

　　在頸項後方正中線入髮際一寸處。按摩時，順時鐘以指腹按壓。主
治症狀：流鼻血、頭痛、偏癱、目眩、中風後舌頭伸縮不利、咽喉脹痛。

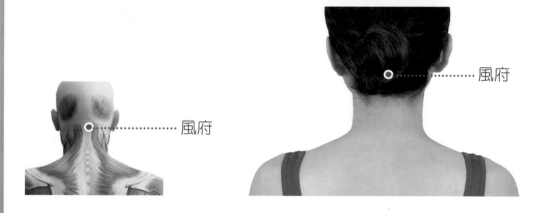

風府

風府

4. 強間

　　在後髮際上四寸處，順時鐘以指腹按壓。主治症狀：頭痛。

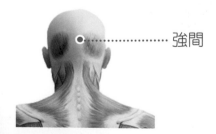

強間

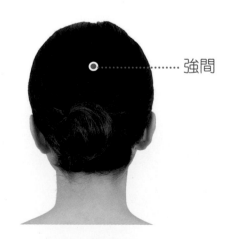

強間

5. 後頂

　　在後髮際上五寸處。按摩時，順時鐘以指腹按壓。主治症狀：頭痛、暈眩、癲癇。

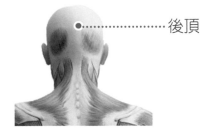

後頂

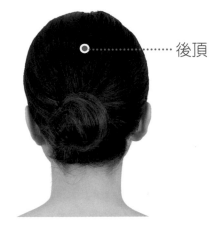

後頂

6. 百會

　　在兩耳尖直上，當頭頂的正中間處。按摩時，順時鐘以指腹按壓。主治症狀：直腸脫垂、頭痛、頭暈目眩、鼻塞、耳鳴、中風。

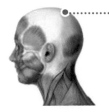

百會

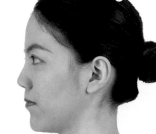

百會

139

7. 前頂

　　在百會穴前一寸處。按摩時，順時鐘以指腹按壓。主治症狀：流鼻血、頭頂疼痛、頭暈目眩。

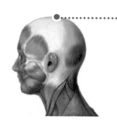

　　　前頂

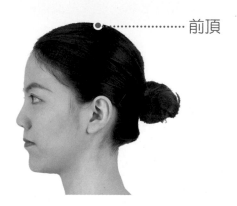

前頂

8. 水溝

　　在鼻唇溝上三分之一處的溝中央。按摩時，順時鐘以指腹按壓。主治症狀：腰脊痛、臉腫昏迷、眼口歪斜、咬肌痙攣、兒童痙攣。

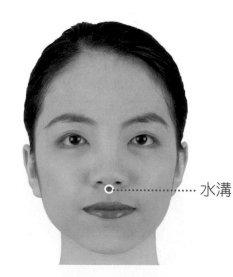

水溝

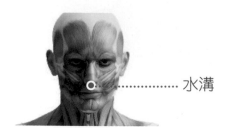

水溝

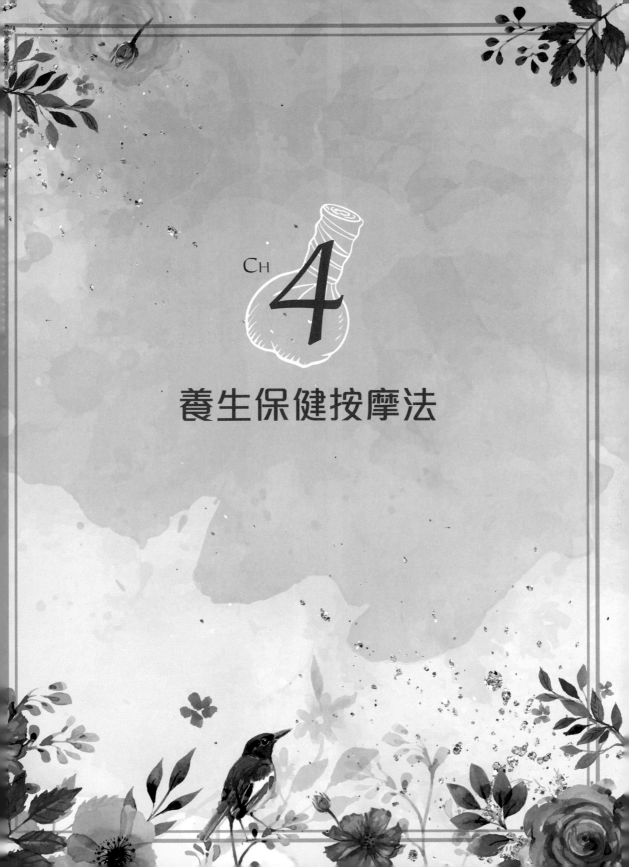

CH **4**

養生保健按摩法

一、按摩的手技

　　按摩時，依據不同的按摩部位，會使用不同的手技。因此，接下來便介紹常見的手技種類。

（一）按摩手技的種類

　　按摩手技指的是用手按摩與碰觸來刺激經絡穴位，藉此達到保健美體的功效。以下整理出八種常用手技及其功效，讓按摩時能因應各部位的需求操作，以達到最佳效果。

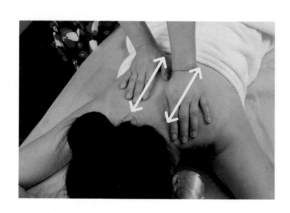

摩擦法

手法操作：
以手掌平貼於皮膚上，適當地施加壓力，並雙向來回摩擦。

功效：
促進血液循環，強化筋骨。

輕撫法

手法操作：
以手掌貼於皮膚上，輕柔緩慢地撫平緊繃糾結的肌肉。

功效：
放鬆緊繃的肌肉。

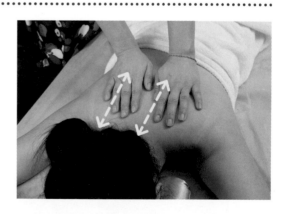

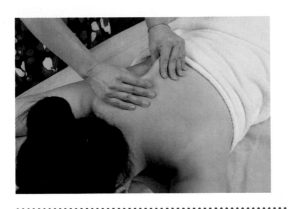

揉招按法

手法操作：
以整個手掌捏起筋肉，並用適當
的力量揉、招、按。

功效：
消除肌肉疲勞，增加血管收縮，
促進血液循環，達到緊實效果。

震動掌壓法

手法操作：
用手掌輕壓在穴位或按摩部位，
快速震動按壓。

功效：
刺激末梢，使神經與肌肉快速放
鬆。

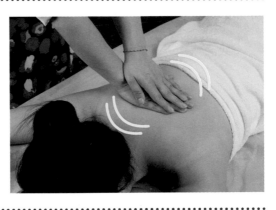

指壓法

手法操作：
用手指（或肘部）按壓穴位，以
一按、一放鬆的方式進行。

功效：
使肌肉放鬆、促進血液循環。

螺旋法

手法操作：
用手指（或手掌）貼於皮膚上，
由上往下螺旋式地按摩。

功效：
促進血液循環，幫助淋巴排毒。

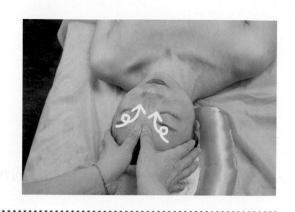

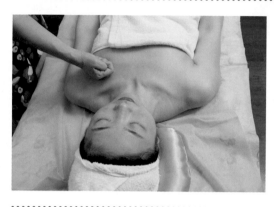

握拳法

手法操作：
以手握拳，輕輕貼在皮膚上慢慢
移動。

功效：
緊實皮膚、放鬆舒壓。

拍打法

手法操作：
以手掌波浪式輕輕上下拍打，讓
筋骨放鬆。

功效：
增加皮膚張力與彈性。

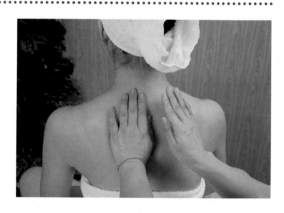

（二）按摩常見的手法規範

按摩時，施力強弱分為輕撫、輕壓、強壓、重壓，依年齡與個人承受度而有所差異。此外，指壓也與呼吸相互配合，吸氣時，肌肉收縮，此時按壓便會增加痛覺且無助於舒緩；吐氣時，肌肉放鬆，此時按壓較能減少痛覺，所以要訣是在吸氣時放鬆、吐氣時按壓。

除了施力強弱與呼吸外，指壓的角度與手法也依不同的施行部位而有所規範，以求達到最佳的按摩效果。以下將依序介紹這些規範：

1. 依施力的強弱程度，可組合成四種按壓方式：

一重、二輕、三放	起而重壓，次而輕壓，後緩慢輕柔撫貼。
一重、二輕、三重	起而重壓，次而輕壓，後又重壓。
一重、二輕、三重、四放	起而重壓，次而輕壓，再次重壓，後緩慢輕柔撫貼。
一重、二輕、三重、四輕	起而重壓，次而輕壓，再次重壓，後而輕壓。

2. 指壓角度：

   (1) 90 度垂直指壓：適合施予任何部位，尤其是大範圍的按摩。

   (2) 60 度壓法：適合肩胛骨部位。

   (3) 30 度壓法：適合眼角、眼窩、眉頭等小範圍部位。

3. 常用指壓部位：

   (1) 拇指壓：單手姆指或雙手姆指重疊按壓。

   (2) 複疊壓：中指疊在食指上按壓，常用於鼻子。

   (3) 三指壓：中指、食指、無名指三指按壓，用於胃、小腹。

   (4) 手掌壓：單手手掌、雙手手掌重疊按壓。

（三）按摩常用手法

按摩常用的手法，結合了按摩手技、指壓方式等，形成一套完整的按摩技巧，以用來改善經絡穴位不暢的現象。以下便逐一介紹：

1. 揉壓舒壓法：

屬於較普遍的按摩方式，適用於刺激穴點、經絡。其功用有促進血液流通及新陳代謝、排除廢棄物質、快速減輕疲倦等，針對疲倦、肌肉萎縮、胃腸不順等症狀都非常有效果。此法又分兩種按壓方式：

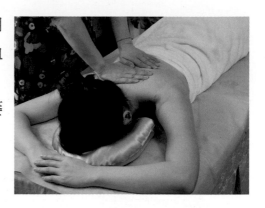

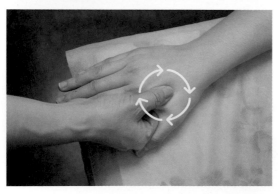

(1) 掌心揉壓法：

以掌心與手指貼住整個肌肉，順時鐘揉壓。適用於背部督脈（大椎穴）、腿部膀胱經（委中穴）、胸部胃經（乳根穴）、手部大腸經（肩髃穴）等大面積的部位。

(2) 指腹揉壓法：

以指腹順時鐘螺旋狀揉壓，適用於頭部膽經（風池穴）、腰部膽經（關元俞）、手指大腸經（商陽穴、合谷穴）等。

2. 舒壓摩擦法：

　　以手掌貼於痠痛部位，施以適當刺激，藉此促進淋巴和血液循環，針對水腫、疲勞、肌肉酸痛等症狀。此法可分三種按壓方式：

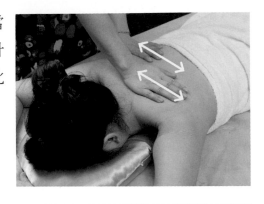

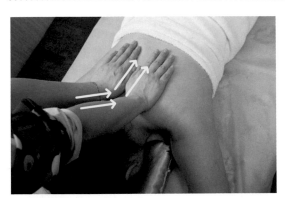

(1) 雙手掌心摩擦法：

雙手掌心貼於經絡穴位，由上往下加壓摩擦。適用於背部督脈（大椎穴）、腰部督脈（腰陽關穴）、腿部肝經（陰廉穴、足五里穴、陰包穴、曲泉穴）等大範圍部位。

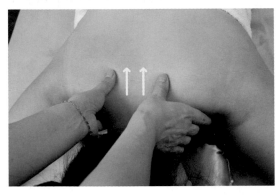

(2) 指腹摩擦法：

用指腹由上往下摩擦，適用於調理大腳趾內側脾經（隱白穴）、食指側端大腸經（商陽穴）、手腕肺經（列缺穴）等小範圍部位。

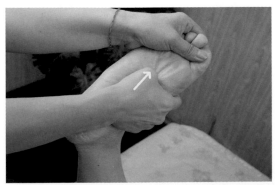

(3) 拳頭關節處摩擦法：

手握拳，用拇指上彎曲的關節由上往下摩擦。適用於足背、腳盤肝經（太衝穴）、手掌心包經（勞宮穴）部位。

3. 指壓順壓法：

　　以指腹在穴點由上往下指壓，也可用其他加壓方式如：雙手掌重疊加壓、手肘加壓等。此法可分兩種按壓方式：

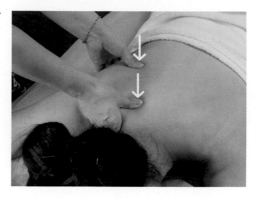

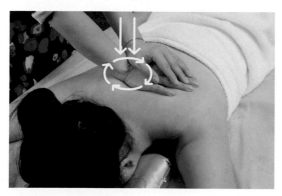

(1) 螺旋式指壓法：
以螺旋式的指壓方式由上往下按壓。適用於腿關節膽經（陽陵泉穴）、手指肺經（少商穴）、腳趾膽經（足竅陰穴）。

(2) 定點指壓法：
用手掌在定點按壓，並以畫圓的方式輕輕由上往下按壓，逐漸加重。適用於背部膀胱經（風門穴）、腹部任脈（膻中穴）。

4. 舒緩按壓法：

　　用掌心平貼皮膚上，並藉著全身的
重量由上往下緩緩按壓背部膀胱經（肺
俞穴）。適用於筋肉痠痛、神經壓迫疼
痛，此法具有鎮定、抑制、舒緩神經疼
痛與肌肉疲勞，以及促進腸胃蠕動的效
果。

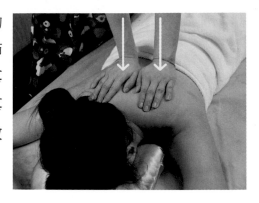

5. 舒壓敲打法：

　　用單手或雙手輕敲打，不同的病症與部位有相應的敲打方式。此法
可分兩種按壓方式：

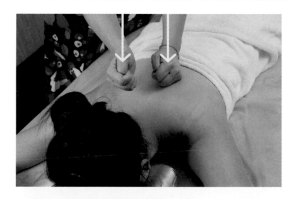

(1) 握拳式敲打法：
以手握拳，用拳側由上往下輕輕
敲打，雙手應有律動地交替，避
免過於用力。適用於背部膀胱經
（腎俞穴）、臀部膽經（環跳穴）
與肌肉僵硬者。

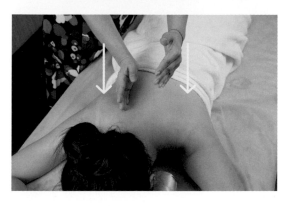

(2) 手側敲打法：
將手拱起直立，用手側由上往下
輕敲。適用於背部膀胱經（肝俞
穴）。

（四）按摩的正確姿勢

美體按摩師進行按摩操作前，應注意下列事項：

(1) 剪短指甲，洗淨雙手。

(2) 進行按摩時，身心放鬆。

(3) 依患者能承受的按壓強度，加以調整。

(4) 孕婦、過飽者、飢餓者皆不可施以按摩。

(5) 需特別注意皮膚病患者、外傷者。

以下介紹按摩的正確動作與要點：

1. 按摩的正確動作

美體按摩師應兩手伸直，將重心平均施加於顧客身上進行按摩。當美體按摩師施行穴位按摩時，身體應保持面對顧客的姿勢進行。

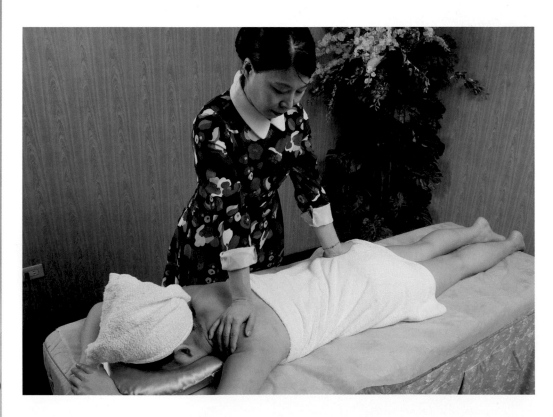

2. 按摩的示範動作

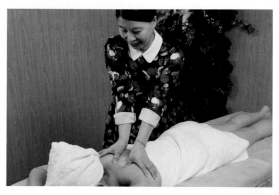

(1) 背部按摩：

按摩背部時，不可隨意移動，應隨時保持正確姿勢進行。若遇骨質疏鬆體質的顧客，不可施予踩背的按摩手法，避免嚴重受傷。

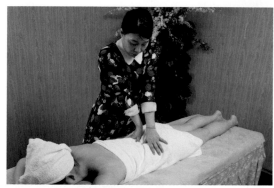

(2) 腰部按摩：

當美體按摩師在替顧客按摩時，身體與手應同時移動，絕不可單獨移動，否則會導致顧客的身體受傷。

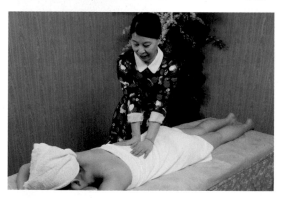

(3) 中背按摩：

若美體按摩師的身體距離顧客身體太遠，會導致穴位無法均衡受壓，而降低治療效果。應保持能施以垂直向下力道的距離。

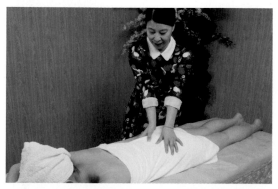

(4) 臀部按摩：

當美體按摩師採取跪姿時，應將上半身盡量往顧客方向靠近，使顧客左、右的穴位均勻受壓。

二、按摩的位置與步驟

　　經絡保健是透過按壓與刺激穴位的方式，達到使人體氣血循環更加順暢的目的。而身體各部位有不同的按摩步驟與次數，以疏通氣血、保健美體。接下來便介紹八種按摩位置與按摩步驟。

(一) 胸部順氣按摩部位

　　以下穴位，依順序以拇指按壓六秒鐘後再慢慢放開，連續二十下。

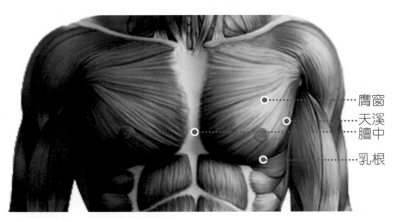

膺窗
天溪
膻中
乳根

(1) 由任脈的膻中穴開始，將雙手放於胸部內側、乳頭中間處按摩，可緩解頭痛、目痛，改善胸悶痛、乳腺炎等病症。

(2) 接著，按摩胃經的乳根穴，需以中指與食指併攏後橫放於乳頭下方處按摩，以改善胸痛、幫助豐胸。

(3) 再來，按摩脾經的天溪穴，此穴位於乳頭外二寸處，第四根肋骨間隙處，可改善乳汁減少的問題。

(4) 最後，按摩胃經的膺窗穴，此穴位於乳中線上的第三肋骨間隙處，可暢通乳腺、改善脹痛，塑造飽滿美型的胸部，並防止骨骼歪曲不正，而減低內臟病症的發生率，進而達到健脾顧胃、增強心肺功能的效果，同時也可達到豐滿胸部及寬胸理氣的目的。

（二）頭頸保健按摩部位

　　以下穴位依順序用手指按摩，將雙手指腹重疊，按摩穴位五秒後再放鬆，連續十下。可使思路清晰、治療偏頭痛、活化腦細胞。原理為讓能量從頭皮導入，快速喚醒人體中昏睡的細胞，透過按摩刺激達到能量平衡，將身體的負能量從髮梢導出，留下正能量與體內氣血相互輔助，進而達到鎮靜、修復、保護的作用。

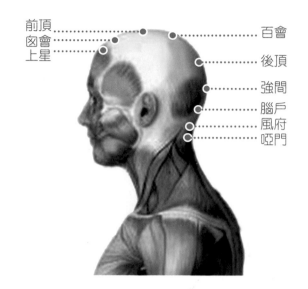

前頂
囟會
上星

百會
後頂
強間
腦戶
風府
啞門

(1) 首先按摩督脈的上星穴，此穴位於頭頂正中線，前髮際的後一寸處，可緩解眼睛痛，迎風流淚等症狀。

(2) 按摩督脈的囟會穴，此穴位於前髮際後二寸，可改善目眩等症狀。

(3) 按摩督脈的前頂穴，此穴位於百會穴前一寸五分處，可改善頭頂痛等症狀。

(4) 按摩督脈的百會穴，此穴位於兩側耳連線的中點，可改善耳鳴、中風、因鼻塞所引起的頭痛等症狀。

(5) 按摩督脈的後頂穴，此穴位於百會穴下一寸五分處，可緩解頭痛、暈眩等症狀。

(6) 按摩督脈的強間穴，此穴位於後頂穴下一寸五分處，可緩解煩心、失眠、頸部痛等症狀。

(7) 按摩督脈的腦戶穴，此穴位於強間穴下一寸五分處，可緩解頭暈、頸部肌肉痠痛等症狀。

(8) 按摩督脈的風府穴，此穴位於後腦勺下方，枕骨突起的部位正下方處，可改善咽喉腫痛與落枕等症狀。

(9) 按摩督脈的啞門穴，此穴位於頸後正中，風府穴下方五分，髮際線五分凹陷處，可舒緩頭痛失眠與情緒煩躁等症狀。

（三）開背順氣按摩部位

按摩「督脈」、「膀胱經」的穴位，具有增強免疫力、促進氣血暢通、預防疾病的功效。按摩時，由拇指滑壓、螺旋推下壓約六秒鐘，緩慢放開，連續二十下。

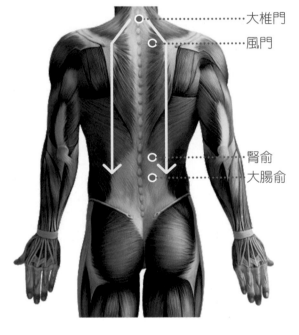

大椎門
風門
腎俞
大腸俞

(1) 從督脈的大椎穴，此穴位於頸後方，低頭時最突出的中心點。

(2) 滑壓到膀胱經的風門穴，此穴位於第二胸椎下往旁一寸半處，可調理感冒、頭痛、肩頸僵硬及腰痠背痛等症狀。

(3) 再滑壓到膀胱經的腎俞穴，位於第二腰椎下旁開一寸半處，可調理月經不順、全身無力、水腫等症狀。

(4) 最後滑壓到膀胱經的大腸俞穴，位於第四腰椎下旁開一寸半處，可調理腹部脹痛、腸鳴、腰痛與排便不順等症狀。

1. 按摩「督脈」的穴位

按摩時，由拇指滑推下壓六秒，再緩慢放開，連續二十下。

(1) 從督脈的至陽穴始，此穴位於第七椎胸骨突下，約與肩胛骨下方平行處，可改善胸口悶喘引起的咳嗽。

(2) 接著壓督脈的命門穴，此穴位於第二椎胸骨突下，調理腰痠背痛與身體虛弱。

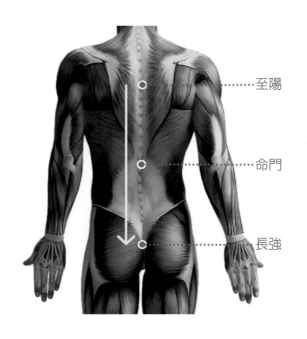

至陽

命門

長強

(3) 最後壓督脈的長強穴，此穴位於尾椎尖端與肛門連線的中點，可改善便秘及腰痠無力。

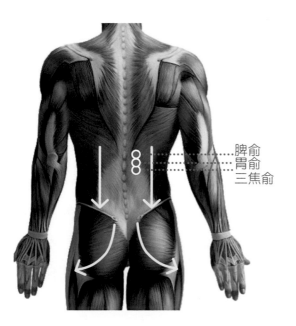

脾俞
胃俞
三焦俞

2. 按摩「膀胱經」的第一組穴位

按摩時，依序由脾俞穴開始指壓，配合呼吸，按摩時吐氣，吸氣時放鬆，按壓 6 秒，緩慢放開，連續 20 下。

(1) 指壓膀胱經的脾俞穴，此穴位於第十一胸椎骨下方，旁開一寸半處，可調理胃脹氣、胸口鬱悶等症狀。

(2) 接著指壓膀胱經的胃俞穴，此穴位於第十二胸椎骨下方，旁開一寸半處，可調理因腸胃問題所引起的腹部脹痛症狀。

(3) 最後指壓膀胱經的三焦俞穴，此穴位於第一腰椎骨下方，旁開一寸半處，調理因老化而引起的腰痛症狀。

3. 按摩「膀胱經」的第二組穴位

依序按壓 6 秒，再緩慢放開，連續 20 下。

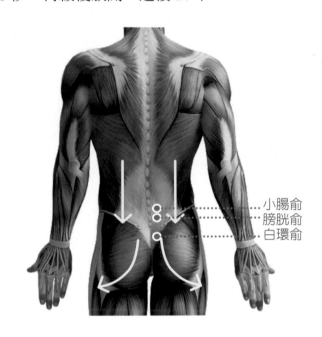

小腸俞
膀胱俞
白環俞

(1) 首先按壓膀胱經的小腸俞穴，此穴位於橫平第一骶後孔，旁一寸半處，可改善經常性下痢症狀。

(2) 接著按壓膀胱經的膀胱俞穴，此穴位於橫平第二骶後孔，旁一寸半處，可改善排便不暢、便秘及腰部痠痛等症狀。

(3) 最後按壓膀胱經的白環俞穴，此穴位於橫平第四骶後孔，旁一寸半處。按摩時吐氣，吸氣時放鬆，可幫助排尿困難、生理不順、更年期障礙。

（四）手部按摩部位

按摩以下手部穴位，能夠活絡手腳的循環、調理痠痛，保養關節。按摩穴位主要有：

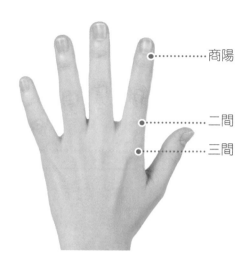

商陽

二間

三間

1. 大腸經商陽穴

此穴位於食指橈側指甲的後方一分處，可調理喉嚨腫、牙痛、手部循環不良等症狀。以拇指與食指輕輕指壓按摩關節處後再緩緩放開，以三次按壓為一組，共做六組。

2. 大腸經二間穴

此穴位於食指橈側的第二掌指關節前側凹陷處，可改善鼻塞、眼睛乾澀等症狀。拇指與食指輕輕指壓按摩關節處後再緩緩放開，以三次按壓為一組，共做六組。

3. 大腸經三間穴

此穴位於食指橈側的第二掌指關節後方凹陷處，可調理手指與手背紅腫痛等症狀。以拇指與食指輕輕指壓按摩關節處後再緩緩放開，以三次按壓為一組，共做六組。

4. 心經少府穴與心包經勞宮穴

少府穴位於第四、五掌骨間，屈指握拳時小指尖處，可調理手掌心發熱、皮膚發癢、小便不順暢。

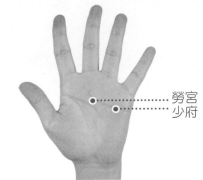

勞宮穴位於第二、第三指關節的掌骨間側方處，可改善口臭、心悶痛等症狀。少府穴與勞宮穴的按摩方式是以雙手掌有律動地輕輕拍打，手掌心有微熱感尤佳，以三次按壓爲一組，共做六組。

（五）腳部按摩部位

按摩以下腳部部位，能夠消除腹脹、便秘、腳部痠麻腫脹、喉嚨乾痛、長期失眠，放鬆心情。按摩的穴位主要有：

1. 胃經解溪穴

此穴位於足背和小腿交集處，可調理頭暈引起的腹脹、便秘與腳部痠麻、腫脹等症狀。按摩時，用雙手揉壓，搭配螺旋指壓，注意按摩力道切勿過重，以三次按壓爲一組，共做十組。

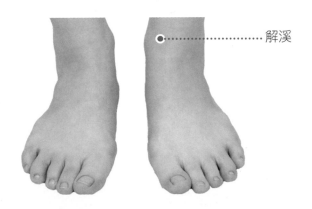

2. 膀胱經申脈穴

此穴位於外腳踝下陷處，可緩解失眠引起的腰腿痠痛症狀。按摩時，用雙手揉壓，注意按摩速度不要太快，以三次按壓爲一組，共做六組。

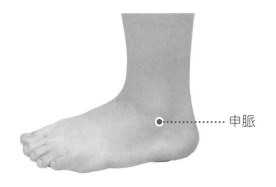

申脈

3. 腎經湧泉穴

此穴位於足心凹陷處，可調理頭昏眼花、小便不利等症狀。按摩時，用雙手揉壓，注意按摩力道須深穩，以十次按壓爲一組，共做三組。

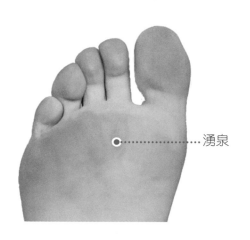

湧泉

4. 腎經太溪穴與照海穴

太溪穴位於內腳跟的下陷處，與內腳踝高點平行，可緩解氣喘引起的失眠症狀。

照海穴位於內腳踝下方一寸處，可緩解喉嚨乾痛、長期失眠、月經失調等症狀。按摩時，用雙手同時指壓按摩二穴位，以十次按壓爲一組，共做三組。

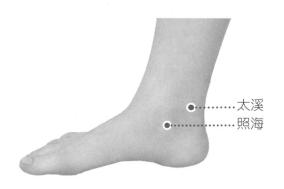

太溪
照海

159

（六）腰部按摩部位

針對提拉腰部 S 型線條、纖瘦腰部、消除脹氣、促進脂肪代謝有一定的效果。按摩的穴位主要有：

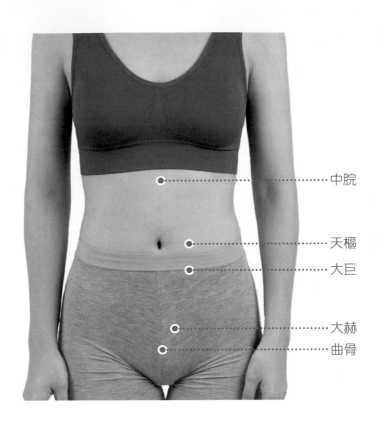

中脘

天樞

大巨

大赫

曲骨

1. 胃經的天樞穴與大巨穴

天樞穴位於肚臍兩側旁開二寸處，可緩解腹部脹痛、便秘、水腫。

大巨穴位於天樞穴下二寸處，可緩解月經失調、小腹腫脹。兩穴同時螺旋指壓，以十次按壓為一組，共做三組。

2. 任脈的曲骨穴

此穴位於腹部正中，臍下五寸處，可緩解排尿不順、經痛等症狀。螺旋指壓，以十次按壓為一組，共做三組。

3. 任脈的中脘穴

此穴位於腹部正中臍上四寸處，有美容養顏效果，能減小眼袋、抗衰老，並改善胃部脹痛及子宮下垂的情況。按摩時慢慢下壓，以十次按壓為一組，共做三組。

4. 腎經大赫穴

此穴位於臍下四寸，旁開五分處，可緩解膀胱炎。螺旋指壓，以十次按壓為一組，共做三組。

（七）腹腔按摩部位

具有促使腹腔淨化，溫宮保養、強化消化系統的效果。按摩的穴位主要有：

1. 任脈巨闕穴

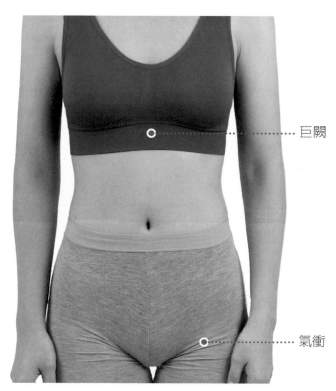

此穴位於肚臍正中線上方六寸處，可緩解打嗝、心悸、噁心嘔吐、胃酸逆流。螺旋指壓，六次按壓為一組，共做三組。

2. 胃經氣衝穴

此穴位於臍下五寸、正中線旁開二寸處，可緩解下腹腫脹。以螺旋指壓，六次按壓為一組，共做三組。

巨闕

氣衝

3. 胃經不容穴

此穴位於肚臍上六寸、正中線旁開二寸，可緩解胃痛脹氣、食慾不振。用手掌按壓推至後腰，以六次推拉為一組，共做三組。

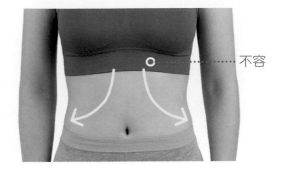

不容

（八）八髎穴按摩部位

女性的幸福穴包含左右各一組的上髎、次髎、中髎和下髎穴位，合稱為「八髎穴」，此按摩法對於改善坐骨神經痛、婦科炎症、月經不順、小腹脹痛有良好的效果。

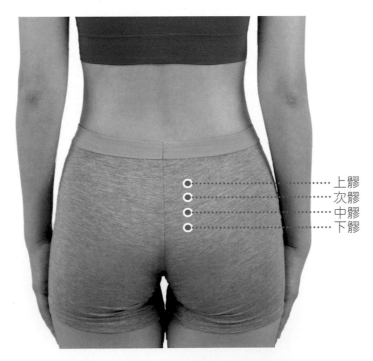

上髎
次髎
中髎
下髎

首先由膀胱經的上髎穴，位於第一骶後孔中間，約髂後上棘與督脈之中心點處，可緩解腰腿痠、背脹、大小便不順、月經失調等症狀。

膀胱經的次髎穴，位於第二骶後孔中間，約髂後上棘與督脈之中間處，可緩解下半身麻木、男性腎虧等症狀。

膀胱經的中髎穴，位於第三骶後孔中間處，可緩解女性性冷感、白帶分泌物過多、便秘等症狀。

膀胱經的下髎穴，位於第四骶後孔中間處，可緩解腹痛症狀。

八髎穴按摩：依序由上髎穴開始按摩，先將雙手掌於膀胱經雙向上下滑動，定點揉按，以半握拳的方式扣背按壓刺激神經，以十次扣背為一組，共做三組，可緩解腰腿和下肢腰骶疼痛、痠麻腫痛等症狀。

三、經絡拍打法

除了以手指、手掌等部位進行加壓按摩，也可以使用經絡拍打法來刺激穴位。經絡拍打法是指持續拍打雙手、雙肘、雙膝、雙腿等部位，可隨時隨地自行操作，療效十分明顯，可以手或拍打棒進行，操作方式如下：

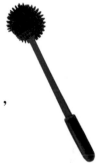

 **小知識** …… 拍打棒的定義與功能 ……………

拍打棒是一種用於保健按摩的器械，具簡易使用、方便攜帶的特點。

藉由拍打棒拍打按摩，可達到經絡拍打法的功效，有效緩解肌肉痠痛、消除疲勞、恢復體力、舒筋活絡、改善血液循環、放鬆運動後繃緊的各部位肌肉等；適用於身體各部位，大面積部位尤為合適。

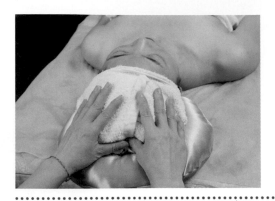

頭部督脈

用手沿著百會穴由上往下輕敲、拍打，促進血液循環、減輕壓力。可治療頭痛、頭暈等症狀。

手部心經

由上往下敲打，讓手部痠痛部位達到舒緩效果。可促進腸胃蠕動、血液循環，緩解肌肉痠痛、新陳代謝、心肌梗塞等問題。

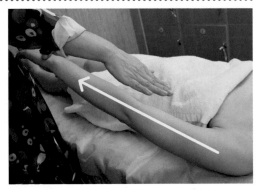

胸部胃經

沿著乳房的周邊由外向內輕敲、拍打，讓胸部血液循環順暢，也讓周邊的淋巴腺通暢。

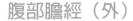

腹部膽經（外）

在腰部周圍由外向內輕敲、拍打，讓腰部線條更加明顯，也能促進腎經、肺經等經絡的循環。

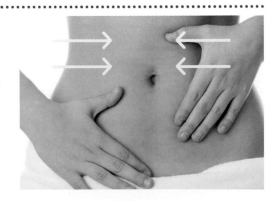

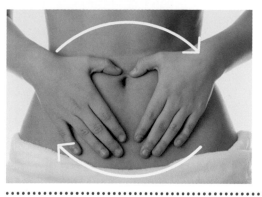

腹部腎、胃經（內）

在肚臍周圍順時鐘輕敲、拍打，促進新陳代謝、血液循環。。

背部督脈

由上往下，後由右往左，及由上往下，後由左往右，輕敲拍打肩膀，促進肩膀血液循環，舒緩肌肉痠痛，也加快膀胱經的循環與代謝。

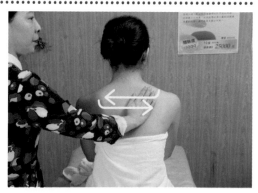

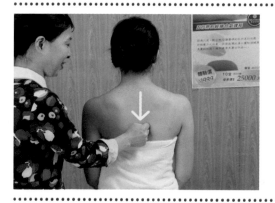

背部督脈（肩胛骨）

由上往下輕敲、拍打肩胛骨，舒緩肩胛骨部位的肌肉痠痛，也促進膀胱經的循環與代謝。

背部督脈（腰椎）

由上往下輕敲、拍打腰椎，舒緩腰椎部位的肌肉痠痛，也促進膀胱經的循環與代謝。

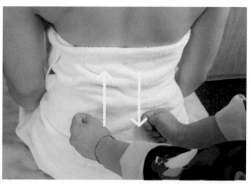

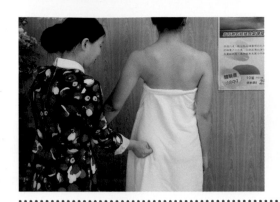

臀部膽經
由上往下輕敲、拍打環跳穴，促進臀部的新陳代謝，也促進膽經循環。

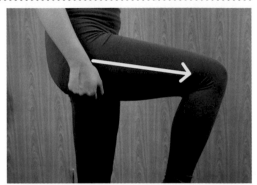

大腿部膽經
由上往下輕敲、拍打大腿外側，舒緩大腿部位的肌肉疼痛，也促進膽經循環，消除水腫，達到瘦身效果。

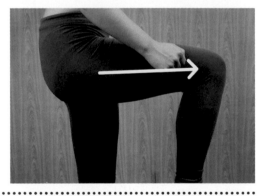

小腿部脾、肝、腎經
由上往下輕敲、拍打小腿內外側，舒緩肌肉疼痛，也促進脾經、肝經及腎經循環。

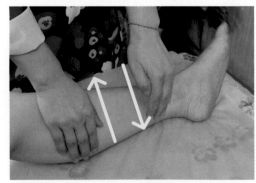

四、經絡瘦身法

　　一個人的體態變化，多歸因於飲食習慣，飲食習慣不佳往往會造成肥胖。而肥胖通常是威脅健康的重要因素之一，導致文明病的發生。

　　遠離肥胖、擁有纖瘦的身材是每個人的理想，本節將介紹如何以經絡按摩的方式，達到維持體態、保持健康的目的。

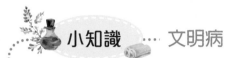

　　文明病（又稱都市病）為一群疾病的通稱，當國家逐漸趨向工業化及人類更長壽時，這些疾病便極易產生，疾病的種類包含阿茲海默症、動脈硬化、腫瘤、肝硬化、心臟病、骨質疏鬆症、中風及肥胖症等慢性疾病。

　　而計算是否為肥胖的方式如下，用以衡量自己的體態變化。

成年人標準體重公式：（身高 cm-100cm）×90% ＝標準體重（kg）	
過重	超出標準體重 10%
輕度肥胖	超過標準體重 20%
中度肥胖	超過標準體重 30%
重度肥胖	超過標準體重當超過 50%

（一）經絡瘦身的按摩部位

　　經絡瘦身的按摩部位，依據瘦身的位置不同，按摩的經絡穴位也不同，接著便介紹常見的瘦身部位及相應的按摩位置。

1. 消除蝴蝶袖：

按摩大腸經的臂臑穴，指壓 3-5 分鐘。此穴位於手臂三角肌下端偏內的凹陷處。

保健小祕方：疏經活血、通暢氣滯血瘀、止痛。

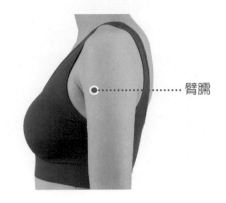

臂臑

2. 消除胃凸：

按摩任脈的中脘穴，以掌根或指端順時鐘揉 2-5 分鐘或用掌心或四指按摩 5-10 分鐘。此穴位於肚臍中央往上四橫指（手掌橫放，併攏食指到小指）的距離。

保健小祕方：勿經常食用冰冷食物，否則會讓胃部代謝變慢，為了幫助胃部禦寒，脂肪也易堆積於腹部，造成小腹凸出，且易脹氣。

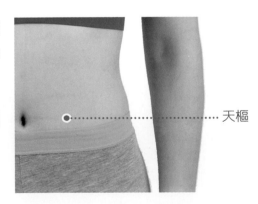

中脘

3. 消瘦小腹：

按摩胃經的天樞穴，掌壓 1-3 分鐘。此穴位於肚臍兩側旁開三指的距離。

保健小祕方：幫助腸胃循環代謝，消除腹脹、排便順暢。

天樞

4. 纖瘦腰部：

　　按摩膽經的帶脈穴，敲擊50-100下。此穴位於腋下垂直與肚臍水平線相交處。

　　保健小秘方：配合按摩、運動、飲食、持之以恆的毅力等四方面加強消瘦腰部之功效。

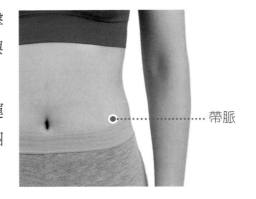

帶脈

5. 緊實臀部：

(1) 膽經環跳穴

　　按摩膽經的環跳穴，揉按1-3分鐘。此穴位於股骨大轉子後方凹陷處。

　　保健小祕方：可消除臀部贅肉，緊實臀部。

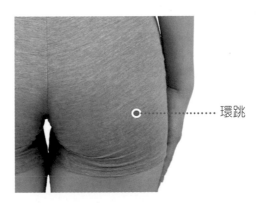

環跳

(2) 膀胱經承扶穴

　　按摩膀胱經的承扶穴，指壓左右各1-3分鐘。此穴位於下方橫紋的正中點。

　　保健小祕方：久坐時臀部易變大，故按摩承扶穴可幫助臀部脂肪燃燒。

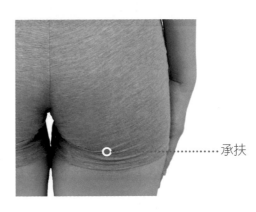

承扶

6. 雕塑大腿：

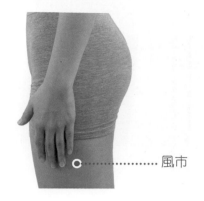

風市

按摩膽經的風市穴，左右各指壓 3-5 分鐘。此穴位於大腿外側中間處，即直立垂手時中指的指間處。

保健小祕方：可使大腿更加緊實。

7. 消瘦小腿：

(1) 膀胱經承山穴

按摩膀胱經的承山穴，指壓 20 次。此穴位於小腿肌肉突起後的凹陷處。

保健小祕方：消除全身水氣、改善蘿蔔腿，雕塑曲線。

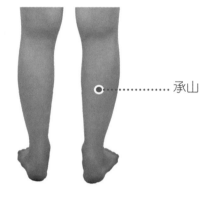

承山

(2) 膀胱經委中穴

按摩膀胱經的委中穴，掐按 20-30 次。此穴位於膝蓋後方的膝橫紋中點。

保健小祕方：避免翹腳坐姿，於膀胱經中的委中穴是淋巴血管匯集重要之處，經常翹腳也會造成腿部淋巴血液流回，引起腿部痠痛不適。

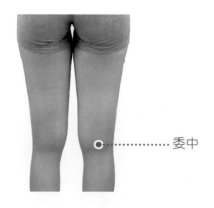

委中

(3) 脾經陰陵泉穴

按摩脾經的陰陵泉穴，揉按
1-3 分鐘。此穴位於小腿內側，
脛骨內側髁後下方凹陷處。

保健小祕方：久站、久坐的
人需長期順時鐘螺旋按摩此穴，
可改善下肢水腫及消瘦小腿。

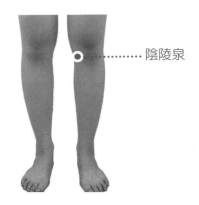

陰陵泉

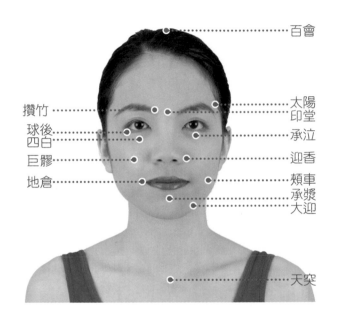

百會
太陽
印堂
攢竹
球後
四白
巨髎
地倉
承泣
迎香
頰車
承漿
大迎
天突

8. V 型瘦臉按摩法：

(1) 督脈的百會穴：

按摩督脈百會穴，用手指揉、按、放 3 分鐘。此穴位於頭部頂點，兩
側耳連線的之中間點，可改善耳鳴、中風、因鼻塞所引起的頭痛等症狀。

(2) 督脈的印堂穴：

按摩督脈的印堂穴，用食指點、按 3-5 分鐘。此穴位於兩眉頭連線
中點。

(3) 膀胱經的攢竹穴：

　　按摩膀胱經的攢竹穴，分兩側用手指揉、按、放 1-3 分鐘。此穴位於眉頭內側凹陷處。

(4) 胃經的承泣穴：

　　按摩胃經的承泣穴，用拇指揉、按、放 1-3 分鐘。此穴位於瞳孔正下方眼眶處。

(5) 經外奇穴的球後穴：

　　按摩經外奇穴的球後穴，用手指揉、按、放 1-3 分鐘。此穴位於眼框下緣內四分之三與外四分之一交界處。

(6) 大腸經的迎香穴：

　　按摩大腸經的迎香穴，用拇指揉、按、放 1-3 分鐘。此穴位於鼻翼外緣中點。

(7) 胃經的四白穴：

　　按摩胃經的四白穴，用手指揉、壓、按、放 1-3 分鐘。此穴位於瞳孔平視時直下一寸，承泣穴下方之凹陷處。

(8) 經外奇穴的太陽穴：

　　按摩經外奇穴的太陽穴，用手指揉、按、壓 1-3 分鐘。此穴位於眉梢和眼睛的中間再往後一寸處。

(9) 胃經的巨髎穴：

　　按摩胃經的巨 穴，用手指揉、按、壓 3-5 分鐘。此穴位於瞳孔直下，橫平鼻翼外緣，顴弓下緣凹陷處。

(10) 胃經的頰車穴：

　　按摩胃經的頰車穴，用手指揉、按、壓 1-3 分鐘。此穴位於咬肌隆起的最高點，按壓有凹陷之處。

(11) 胃經的地倉穴：

按摩胃經的地倉穴，用手指揉、按、壓 1-3 分鐘。此穴位於嘴角旁四分處。

(12) 胃經的大迎穴：

按摩胃經的大迎穴，用手指揉、壓 1-3 分鐘。此穴位於面部動脈搏動處，當頷骨下緣中點上方一橫指處。

(13) 任脈的承漿穴：

按摩任脈的承漿穴，用手指揉、壓 1-3 分鐘。此穴位於下唇溝正中間凹陷處。

(14) 任脈的天突穴：

按摩任脈的天突穴，用手指揉、壓 1-3 分鐘。此穴位於胸骨上窩中央處。

（二）經絡瘦身的調理方式

除了按摩經絡與穴位來瘦身之外，還要配合飲食與運動的調理，才能達到瘦身的最佳療效。接著，便介紹飲食和運動調理的方法。

1. 飲食調理法

瘦身期間要特別注意飲食均衡，不可暴飲暴食，少吃高油脂、高糖、高鹽等食物，並紀錄每天的飲食內容，可有效控制三餐的卡路里。飲食調理法的幾項重要原則如下：

(1) 三餐定時定量

三餐定時定量，勿暴飲暴食，尤其一定要吃早餐。飯前可先喝半杯溫開水，吃飯時先喝湯、再吃菜，最後才吃飯與魚、蛋及豆類。

(2) 注意六大類食物的食用順序與方法

　　澱粉類最好以全穀雜糧爲主，因內含大量的纖維素，可刺激腸胃蠕動，幫助排便。蛋白質以魚類、海鮮、蛋、脫脂牛奶爲主，蛋類一定要用水燙過、煮過，而肉類則選用低脂肉。吃飯時，應細嚼慢嚥，否則會消化不良，易造成脹氣、營養無法吸收等問題。

(3) 少量多餐，注意飲食

　　少量多餐會加快新陳代謝，消除飢餓感。另外，水果、甜點等含醣量高的食品盡量少吃，如蛋糕、飲料等；同時也不要吃宵夜、零食，減少發胖機會。

(4) 多喝水

　　每天都要喝超過一千毫升的白開水，避免廢物堆積體內。每天早、晚可飲用十毫升醋，促進乳酸與脂肪分解。

　　同時，飲食與運動要兼顧，方能達到最佳效果。

2. 運動調理法

　　參考運動法則 333：每週至少運動 3 次，每次不低於 30 分鐘，運動後每分鐘心跳率要達到約 130 次以上。

常見運動法則		
運動法	原則	適合族群
531 運動法	每周至少運動五次，每次三十分鐘，心跳速率每分鐘一百一十下	減肥人士
333 運動法	每周至少運動三次，每次三十分鐘，心跳速率每分鐘一百三十下	學生
111 運動法	每天早、中、晚各一次，每次運動十分鐘，心跳速率達每分鐘一百一十下	上班族、老人

每天運動可燃燒多餘的脂肪，幫助增長肌肉，並提高新陳代謝。最佳的運動方式是大步快走，配合雙手擺動，運動約 15 分鐘，細胞組織分解才會開始作用。

當體重降低的效率逐漸停滯，此段時間稱爲「減重停滯期」。停滯期間，應保持心情平穩，不要失望、慌張、消極，並和專業顧問討論如何改善。而運動種類的選擇，可依個人喜好進行，例如：放鬆散步、輕快慢跑、做瑜珈、打籃球、爬山健行等，再配合經絡穴位的美體保健按摩，可達到加倍的瘦身效果。

美體保健的瘦身療程除了以經絡按摩促進血液與代謝循環外，還需配合三到六個月的飲食與運動的調理，不宜急躁，以免降低瘦身效果。

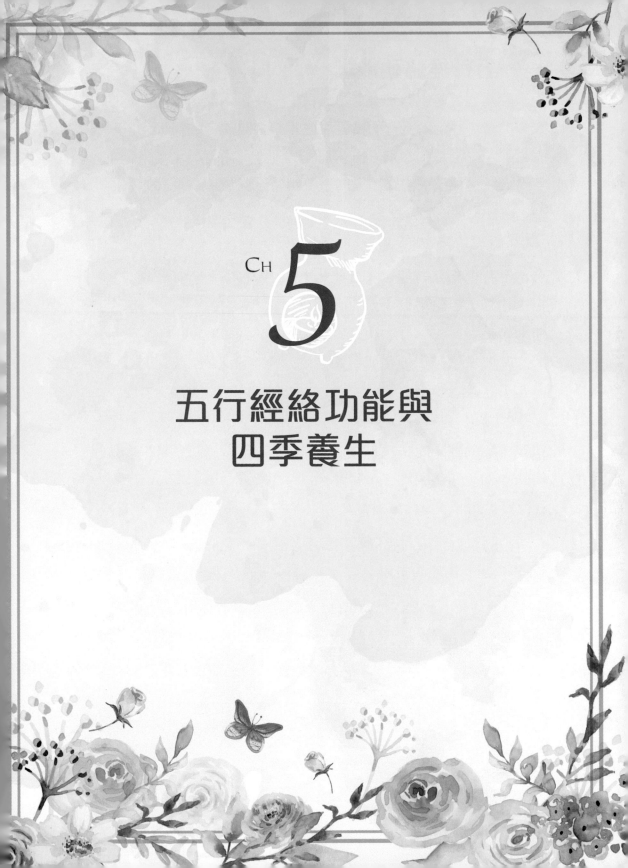

Cʜ **5**

五行經絡功能與
四季養生

一、五行經絡功能表

　　陰陽五行是中醫養身之道的根本，在古中國，醫者們長期不斷地實踐與驗證，將陰陽五行的學說與醫學結合且廣泛運用，用以解釋人類生命起源、生理現象、病理變化等面向，也包含了臨床診斷和防治。因此，陰陽五行已然成為中醫理論的重要組成，對於中醫理論體系的形成和發展，有極為深刻的影響。

　　五行即為金、木、水、火、土五種物質的運動，彼此相生相剋，不斷地循環。而天地萬物並非相生就好，相剋就壞，反而是維持相輔相成的關係，才得以穩定運行。

　　下圖為五行對應經絡、器官與季節的圖，同時也可以看到其中相生相剋的關係，了解五行與人體、季節息息相關。

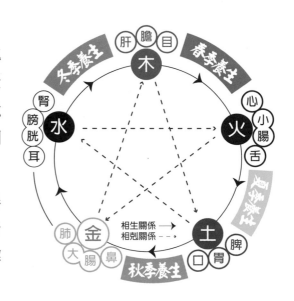

　　中國以五行來對應的事物繁多，例如：色彩、方位、臟、腑等，表5-1即為五行對應的整理：

表 5-1　五行對應表之一

五行	金	木	水	火	土
五色	白	青	黑	赤	黃
五方	西	東	北	南	中
五季	秋	春	冬	夏	四季
五臟	肺	肝	腎	心	脾
五腑	大腸	膽	膀胱	小腸	胃
五覺	香	色	聲	觸	味

五味	辛	酸	鹹	苦	甘
五常	義	仁	智	禮	信
五官	鼻	目	耳	舌	口

　　表 5-2，亦是說明五行與其他事物之對應關係，對應的事物不再僅分為五種，如食物項目即一行對應多種食物；且對應的事物性質也較抽象，如生命效能、最高表現等，可說是將五行做更廣泛的應用。

表 5-2　五行對應表之二

五行	金	木	水	火	土
陰陽	凝陰	昇陽	炙陽	沉陰	聚陰
時辰	夜	早晨	正午	下午	傍晚
生命效能	生殖存活	進化與適應運動與生長	自我實現理想化	具體化滋養	演變合成交換
身體器官	腎、膀胱	肝、膽	心、心包	脾胰、胃	肺、大腸
最高表現	智慧	同情	愛	同理心	崇敬
食物	苦瓜、西芹、茼蒿、花椰菜等	酸薑、酸菜、番茄等	魚片、魷魚、蜆、生蠔等	酸辣湯、辣椒、沙嗲、咖哩等	鮮冬菇、金針菇、蘿蔔等

　　五行也詳細的對應到身體的部位，並結合天干的應用，使人更加了解身體各部位的特質：

表 5-3　五行陰陽與天干、身體部位之對應表

天干	甲	乙	丙	丁	戊	己	庚	辛	壬	癸
五行	陽木	陰木	陽火	陰火	陽土	陰土	陽金	陰金	陽水	陰水
身體部位	頭膽	肩肝	額小腸	齒舌心	鼻胃	面脾	筋大腸	胸肺	脛膀胱	足腎

二、四季經絡養生

以中醫的論點，養生的方法須配合經絡、飲食與時序，方能達到最佳的效果。接著便依季節分，介紹在各季節中應當保養的經絡與器官，以及相應的食物。

（一）春季養生

春季養肝，肝臟的外顯器官是目（眼睛），肝主筋藏血，五色中青色入肝，五味中酸味入肝（對照頁 183 表 5-1）。

春季與肝臟、神經系統、全身的血液循環系統、自主神經及運動系統、內分泌系統以及視覺器官等功能有關，調理上應注意戒食辛辣、油炸及酒等刺激性的食物，原因在於此類食物易燥火動肝，進而損耗肝臟功能。並宜多吃綠色食物，包含：菠菜、韭菜、芹菜等。

春季養肝代表食材		
	紅豆	豆芽菜
特色	含維生素 B2、蛋白質及多種礦物質。	春季氣候乾燥，易上火，豆芽菜可清熱，最適合春季食用。
功能	補血、利尿、消腫。紅豆纖維有助於排泄體內鹽分、脂肪等，在雕塑身形上有很大的幫助。	幫助體內五臟，有利肝氣疏通、養脾胃，建議以川燙的方式處理。

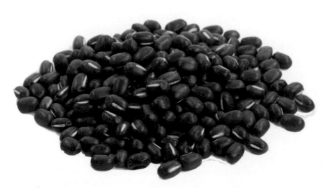

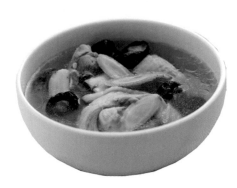

春季養肝代表湯品：香菇雞湯

春季因天氣不穩而致感冒盛行，會有咳嗽、流鼻涕等症狀而影響生活。因此預防感冒的發生非常重要，而香菇雞湯便適合在春季食用來預防感冒。

香菇內含多種酵素，能幫助消化，有益健康，雞湯則可提高免疫系統功能，有效預防感冒。

春季養肝水果：櫻桃

櫻桃具豐富的維生素 A、C，且內含有機酸，能提高腸道對鐵的吸收率。

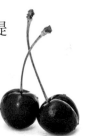

吃櫻桃可加速體內對鐵元素的吸收，促進血紅素再生，防治缺鐵性貧血、增強體質、增進智力。

春季提神食物

進入春季，很多人時常感覺疲憊不堪，提不起精神，注意力不集中。此時可多食用適宜的提神食物，如牛奶、菠菜、金槍魚、麥片、韭菜、葡萄柚、香蕉、草莓、櫻桃、豆類。

春季養肝法

(1)	多喝水，加速血液循環，促進新陳代謝，避免毒素累積損害肝臟。
(2)	平衡飲食，保障肝臟功能正常運轉。
(3)	少飲酒，利於肝臟陽氣升發。
(4)	適量運動，促進肝臟氣血通暢。
(5)	保持樂觀開朗的心態，有利肝氣順調、心情舒暢。

春季養生按摩建議穴位

春季時，肝氣旺盛升發，人雖然精神煥發，但若肝氣升發過度或鬱結，都易損傷肝臟。養肝時，除了飲食需多加留意，也可結合經絡穴位來調整肝氣，平時可多按摩三個穴位以養護肝臟。

穴位	主功能	說明
(1) 太衝穴	抒發鬱結	此一穴位具抒發鬱結之氣的作用，按摩此穴可將鬱結的肝氣、肝火排出體外。
(2) 行間穴	傾瀉心火	此一穴位具發散火氣的作用，若肝火太旺便會蔓延至心，導致心火也過盛，故按摩此穴可適時的將過盛的火氣排出體外。
(3) 大敦穴	清肝明目	此一穴位具清肝明目、神清氣爽的功效，多加按摩此穴可使人思路清晰、精神煥發。

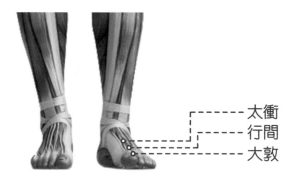

太衝
行間
大敦

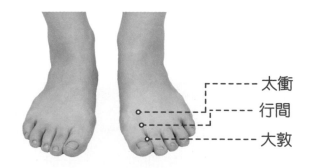

太衝
行間
大敦

（二）夏季養生

　　夏季養心，心臟外顯器官是舌，五色中赤色入心，五味中苦味入心，宜多吃紅色食物，包含：紅蘿蔔、小蕃茄、草莓、紅蕪菁、菠菜根、南瓜等。

　　夏末則應注重養脾，脾臟外顯器官是口，五色中黃色入脾，五味中甘味入脾，宜多吃黃色食物，幫助調理脾、胃的食物，包含：柑橘類、馬鈴薯、蓮藕、香蕉、梨等。

　　清燥解熱是夏季養生的關鍵。夏天天氣炎熱，高溫難耐，易感煩躁不安，因此要先讓心平靜下來，切勿暴怒，以防心火內生。

夏季養心代表食材		
	綠豆	苦瓜
特色	味甘性涼，含無機鹽和礦物質，補充人體大量出汗後的所需。	苦瓜含有類似胰島素的多鈦類物質，有降低血糖的作用。
功能	具消暑、清熱解毒、潤喉止渴的功效。	性質涼、帶苦、爽口不膩，夏天吃倍感涼爽舒適、清新開胃。

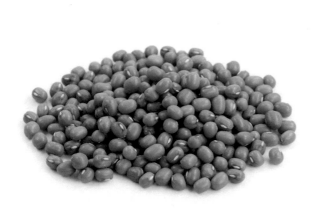

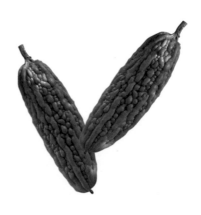

夏季養心代表湯品：冬瓜排骨

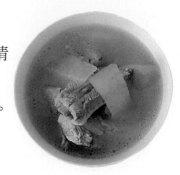

　　冬瓜排骨湯清宜人、涼而味甘，冬瓜可清熱、化痰和養胃，最適合夏季飲用。

　　冬瓜可用來消暑、利尿、消腫與降火氣等。

夏季養心代表水果：西瓜

　　西瓜堪稱「盛夏之王」，清爽解渴、甘味多汁。

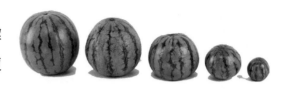

　　西瓜具有消除煩躁、止渴、解暑熱、利尿、幫助消化、促進新陳代謝，還可治療腎炎與降低血壓。

夏季提神食物

　　夏季出汗多，易喪失鉀元素，會感到疲倦、四肢無力、食欲不振、腹脹不適，宜多吃含鉀食物。此時可多食用適宜的提神食物，如菇類、薑、毛豆、香蕉、橘子、牛奶、五穀雜糧等。

夏季養心法

(1)	時常循行手臂掌面內側的心經按摩可以養心。
(2)	注意飲食，吃清熱解暑的食品。
(3)	適當養心運動，選擇靜態活動，如冥想、閱讀。

夏季養生按摩建議穴位

　　夏天氣溫升高，燥熱難耐，以致心火旺盛，情緒暴躁。除了飲食需多加留意，也可結合經絡穴位來調整體內循環，平時可多按摩四個穴位以養護心臟。

穴位	主功能	說明
(1) 通里穴	緩解疲勞	此一穴位具緩解心痛疲勞的功效，改善身體不適，長期按摩此穴不僅可疏通心經，還可讓大腦也得到休息。
(2) 神門穴	幫助睡眠	此一穴位具改善睡眠障礙，預防老年痴呆的功效。
(3) 極泉穴	理氣護心	此一穴位具調暢氣血、寬胸理氣、養護心肺的作用，常按摩此穴可調整心律，通暢血管。
(4) 內關穴	保護心臟	此一穴位具寧心安神、通絡止痛的作用，因此心律不齊、心絞痛等心臟方面疾病，常以內關穴來治療。

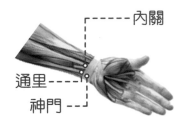

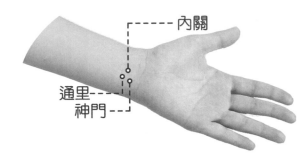

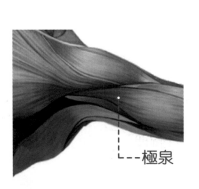

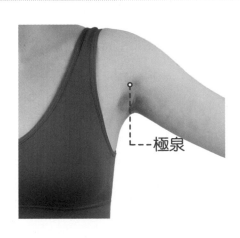

（三）秋季養生

秋季養肺，肺臟外顯器官是鼻，五色中白色入肺，五味中辛味入肺。

秋天宜保養肺經，由於秋燥容易傷肺，導致呼吸系統、免疫系統變差，易感冒或過敏，如：蕁麻疹、過敏性皮膚炎等。

幫助調理肺部的食物，包含：蔥、白蘿蔔、白菜、山芋、牛奶、小魚、貝類等。

秋季養肺代表食材		
	核桃	**蓮藕**
特色	本性屬溫，油量多。	本性屬溫，微甜而脆。
功能	可治療肺、腎虛所導致的疾病，具補腎、潤腸、通便的功能。	具清熱、止渴、安神的功能，多吃可補肺、養血。

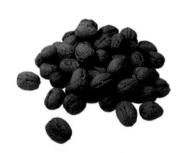

秋季養肺代表湯品：南瓜湯

南瓜補氣益肺，且內含維生素和果膠，果膠有很好的吸附性，能黏除體內細菌和其他有害物質，如鉛、汞和放射性元素等。

南瓜可以調整代謝、增強免疫力、防止血管硬化、促進膽汁分泌、加快腸胃蠕動，幫助消化，預防癌症。

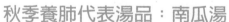

秋季養肺代表水果：柿子

柿子是寒性食物，不能與蟹、魚、蝦等食品一起吃，也盡量不空腹食用。

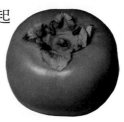

柿子功效有潤肺、化痰、清熱、養脾、胃、潤腸與止血。

秋季提神食物

秋季是容易犯睏的季節，常會影響工作和學習，此時可多食用菠菜、大蒜、蔥、薑、草莓、豆腐、小麥等食物來提神。

秋季養肺法

(1)	多喝水，保持水分充足。
(2)	安寧心神。
(3)	飲食應減少辛味，增加酸味。

秋季養生按摩建議穴位

秋天早晚溫差大，除了要注意保暖與飲食，也可結合經絡穴位促進功效，平時可多按摩三個穴位以養護肺臟。

穴位	主功能	說明
(1) 迎香穴	潤肺防燥	此一穴位具清熱散風、去燥潤肺、通暢鼻竅的作用，可預防呼吸道疾病。
(2) 四縫穴	防止增肥	此一穴位屬經外奇穴，位於第 2、3、4、5 手指內面的第 1 節橫紋中央點，左右手總合為 8 穴。具消除宿食、化解積滯的作用，也可促進消化。
(3) 足三里穴	強身敗火	此一穴位具強身健體、養胃敗火的作用，可預防熱傷風、感冒。

187

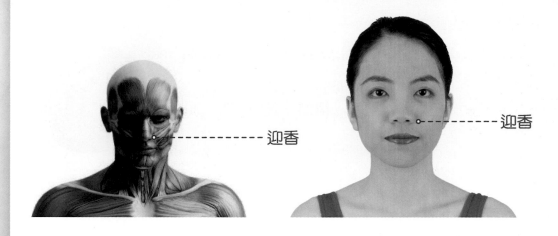

迎香

迎香

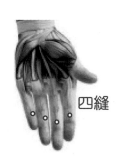
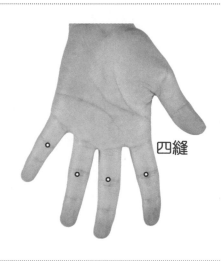

四縫

四縫

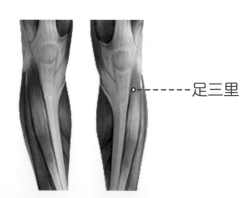
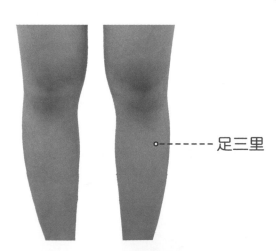

足三里

足三里

188

（四）冬季養生

冬季養腎，腎臟外顯器官是耳，五色中黑色入腎，五味中鹹味入腎。

冬季因天氣寒冷，較易導致循環不順，舊病復發，或引發如中風、腦出血、心肌梗塞等疾病，容易傷害到腎的元氣，所以冬季要養腎防寒。

幫助調理腎臟的食物包含：香菇、木耳、芝麻、茄子、葡萄、海草、海帶、蜆等。

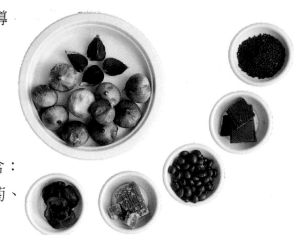

冬季養腎代表食材		
	花生	高麗菜
特色	花生性味甘，蘊含脂肪，可使肝內膽固醇分解為膽汁酸，促進排泄，從而降低血液中的膽固醇含量。	高麗菜性平，含有維生素C、K1、U等抗潰瘍因子。
功能	花生可健脾胃、潤肺化痰、益氣止血，用於脾虛，預防動脈硬化。	高麗菜可調理胃、腎、十二指腸潰瘍、貧血、腎臟病及動脈硬化。

冬季養腎代表湯品：薑母鴨

鴨肉性甘涼，富含維生素A與蛋白質等，補充身體所需。薑母鴨辣素可促進胃液分泌，促進消化。

鴨肉具有養脾胃，舒筋活血，並具止咳、化痰、消水腫等功效。

冬季養腎代表水果：柳橙

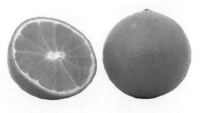

冬天氣候乾燥，病毒及細菌易入侵體內導致感冒，柳橙含有 β-胡蘿蔔素、黃酮等營養素，可增強人體抵抗力。

柳橙具抗氧化作用，可保護上皮黏膜組織、呼吸道、眼睛、皮膚，增加血管通透性，還可預防感冒、心血管疾病。

冬季提神食物

進入冬季若常感覺疲憊不堪，提不起精神，注意力不集中，可食用牛奶、紅棗、核桃等，皆是冬季提振精神的食物。

冬季養腎法

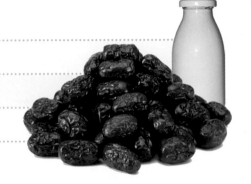

(1) 適度鍛鍊，充分養身。

(2) 適當進補，控制體重

(3) 溫水足浴，強身體健

冬季養生按摩建議穴位

冬季養生重點在於養腎，而強化腎臟機能，蓄積能量，可讓免疫系統養精蓄銳，捍衛健康。除了注意保暖與飲食，也可結合經絡穴位促進養腎功效，平時更可多按摩三個穴位以養護腎臟。

穴位	主功能	說明
(1) 太溪穴	匯聚元氣	此一穴位具回陽救逆、匯聚元氣的作用，是腎經原穴，為元氣行經與停留之處，故古人稱太溪穴為「回陽九穴之一」。古代醫者面對垂危病人，多用此穴「補腎氣、斷生死」，若於此穴能摸到跳動的動脈，說明病人腎氣未竭，尚可救治；若無跳動，則透露病人陰氣纏身，為時已晚。

(2) 湧泉穴	補腎固元	此一穴位具精氣充足、耳聰目明、腰膝壯實、行走穩健的作用。常按摩此穴可使精神充沛、步伐穩重。
(3) 關元穴	封藏元氣	此一穴位具封藏元氣、補養腎氣的作用，故經常按摩此穴可補充腎氣、蓄藏元氣。

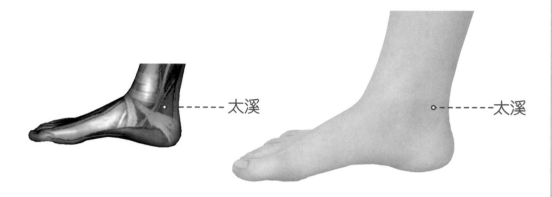

太溪 ----- 太溪

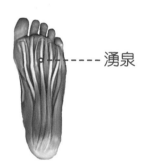
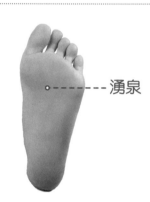

湧泉 ----- 湧泉

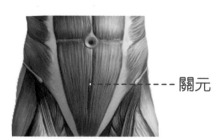
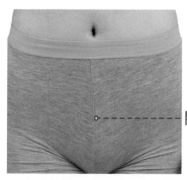

關元 ----- 關元

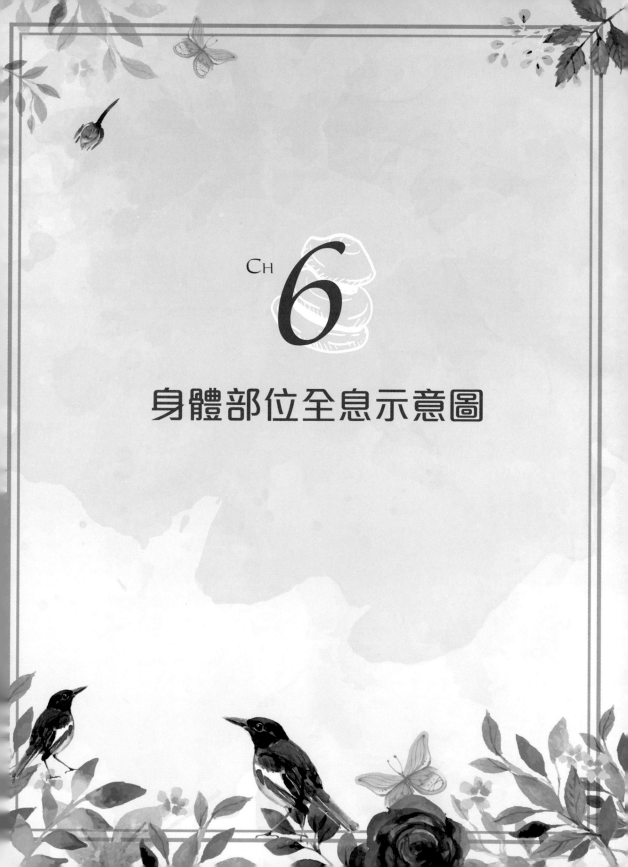

CH **6**

身體部位全息示意圖

一、身體部位全息示意圖的意義

　　藉由人體各部位的全息與反射示意圖，可增加對自己身體狀況的了解，通過看圖便可大致知曉身體的哪些部位和現有的症狀相互關聯，因此應當多加注意自己的身體，時時關心各器官的運作，可有效預防疾病的發生。

二、頭顱全息示意圖

　　頭部為全身的縮影：側頭部上方對應到側腿，側頭部中間對應到雙手，側頭部下方對應到整個頭部，包含臉部、口腔神經等。

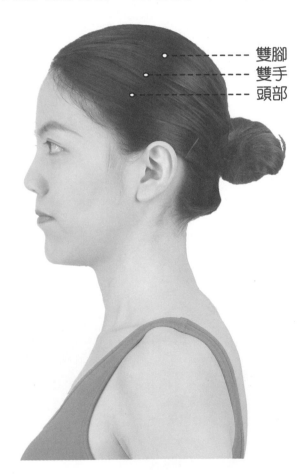

雙腳

雙手

頭部

三、臉部全息示意圖

臉部為全身的縮影：額頭髮際對應到整個頭部正面，額頭正中對應到咽喉，額頭近眉毛處對應到肺，雙眉正中對應到心，雙眼正中對應到肝，鼻尖對應到脾，人中對應到膀胱、子宮。

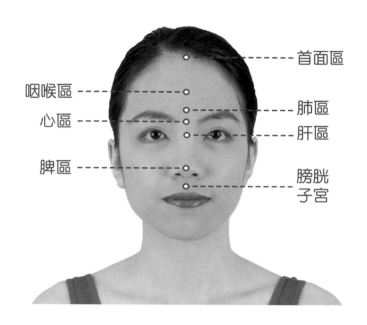

首面區
咽喉區
心區
肺區
肝區
脾區
膀胱 子宮

四、耳部全息示意圖

耳部正面為全身的縮影：耳窩偏上的區域對應到腹腔的臟器，耳窩偏下的區域對應到胸腔的臟器，耳垂對應到頭部和口部的器官，耳輪對應到脊椎和四肢。

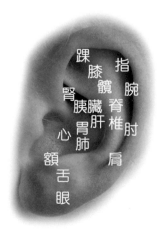

踝 膝 指 腕
髖 脊
腎 胰臟 椎 肘
肝
心 胃 肩
額 肺
舌
眼

195

五、手部全息示意圖

手部為全身的縮影：手掌的正面對應到身體臟腑器官及其相關症狀，手背對應到脊椎、軀幹。

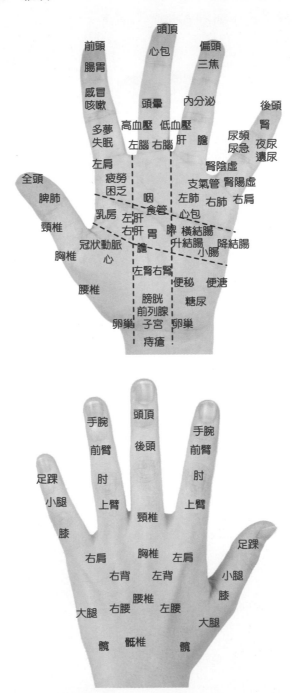

六、腹腔全息示意圖

腹腔為器官的縮影：上腹腔對應到心肺與肝、膽，中腹腔對應到大小腸與腎，下腹腔對應到膀胱與子宮。

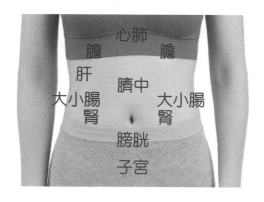

七、背部全息示意圖

背部為人體最大的縮影：背可分為三個部分，上背部對應到心、肺，中背部對應到肝、膽、脾、胃，下背部對應到腎、小腸、膀胱、生殖器官。

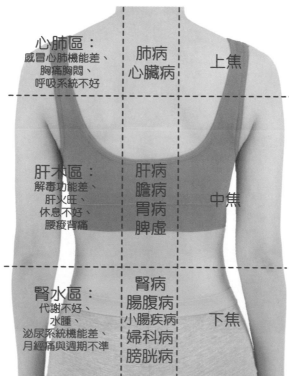

197

八、足部全息示意圖

　　足部是臟腑器官的對應區：足趾對應到頭部，足底正中對應到心、肺、腎等主要臟器，足跟對應到消化與生殖器官，足背是胸、淋巴腺的對應區。

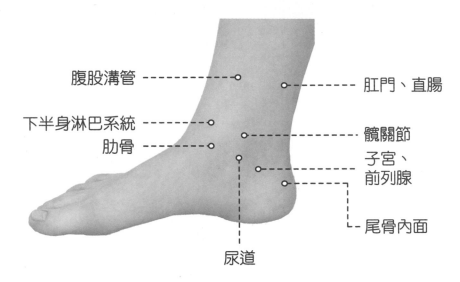

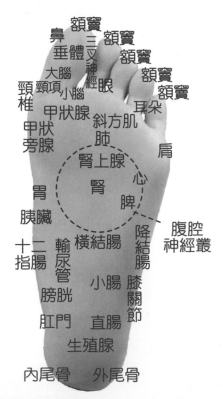

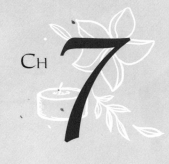

CH 7

附錄

一、全身經絡、穴位示意圖

　　此部分以圖說明各部位所含的經絡總數，包含頭部、軀幹、上肢、下肢等部位的各角度經絡圖，以及各經絡所包含的穴位。因此，除了可了解每條經絡獨立的走向，也可藉由下圖了解各穴位的對應位置。

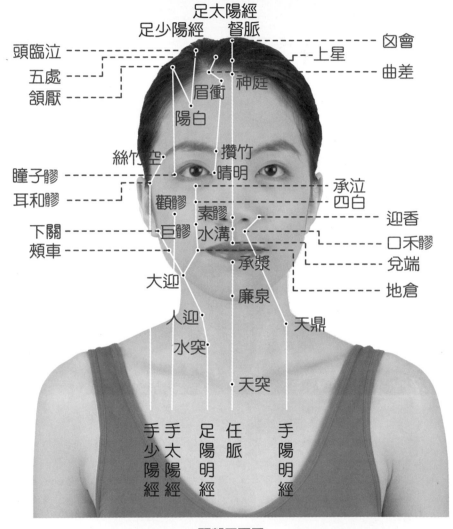

頭部正面圖

200

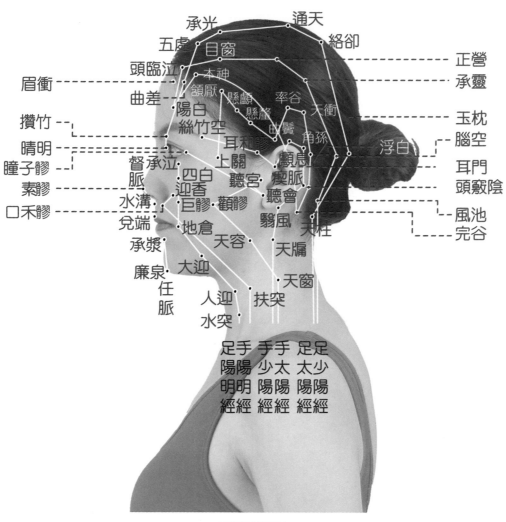

承光　　　　通天
五處　　　　　　絡卻
目窗
頭臨泣　　　　　　　　　　正營
　　本神　　　　　　　　承靈
眉衝　　　頷厭　懸顱　率谷
曲差　　　　　懸釐　　　天衝　　　玉枕
攢竹　　陽白　曲鬢　　角孫　　　腦空
　　　絲竹空　　　　　　　浮白
晴明　　　耳和髎　　顱息　　　　耳門
瞳子髎　督承泣　上關　　瘈脈　　頭竅陰
素髎　　脈四白　聽宮　　聽會
　　　　迎香　　　　　　　　風池
口禾髎　水溝　巨髎顴髎　聽會　　完谷
　　　兌端　　　　翳風　天柱
承漿　　地倉　　　　天牖
　　　　　天容　　　天牖
廉泉　大迎　　　　　天窗
任　　　人迎　扶突
脈　　　水突

足手　手手　足足
陽陽　少太　太少
明明　陽陽　陽陽
經經　經經　經經

頭部側面圖

201

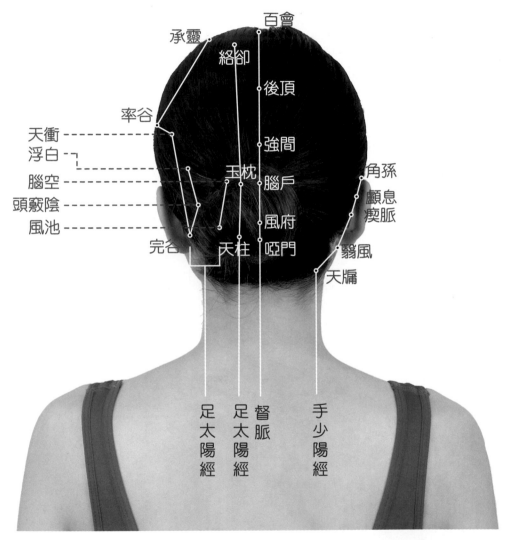

承靈
百會
絡卻
後頂
率谷
天衝
浮白
強間
腦空
玉枕
角孫
腦戶
頭竅陰
顱息
瘈脈
風池
風府
完谷
天柱
啞門
翳風
天牖

足太陽經　足太陽經　督脈　手少陽經

頭部背面圖

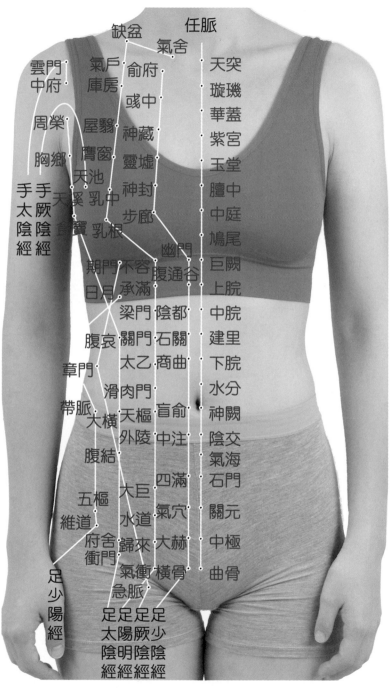

缺盆　　　任脈

氣舍

雲門　　氣戶　俞府　　天突
中府　　庫房　　　　　璇璣

　　　　　　或中　　華蓋

周榮　　屋翳　神藏　　紫宮

胸鄉　　膺窗　靈墟　　玉堂

手　手　天　乳中　神封　膻中
太　厥　溪　　　　步廊　中庭
陰　陰　食　乳根　　　　鳩尾
經　經　竇　　　　幽門　巨闕
　　　　期門　不容　腹通谷　上脘
　　　　日月　承滿

　　　　　　梁門　陰都　中脘
　　　　腹哀　關門　石關　建里
　　　　章門　太乙　商曲　下脘
　　　　　　滑肉門　　　水分
　　　帶脈　天樞　肓俞　神闕
　　　　大橫　外陵　中注　陰交
　　　　　　腹結　　　　氣海
　　　　　　　四滿　石門
　　　五樞　大巨　　　關元
　　　維道　水道　氣穴
　　　　　　歸來　大赫　中極
　　　府舍　　　　　　曲骨
　　　衝門　氣衝　橫骨
　　　　　　急脈

足　　　足足足足
少　　　太陽厥少
陽　　　陰　陰陰
經　　　經明經經
　　　　　經

軀幹正面圖

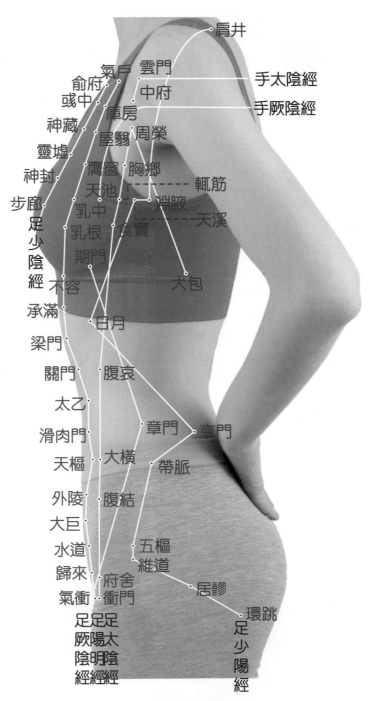

肩井

氣戶　雲門　　　　手太陰經

俞府　　中府　　　　手厥陰經
彧中
　　　庫房
神藏
　　　屋翳　　周榮
靈墟
　　　膺窗　胸鄉
神封
　　　天池　　輒筋
步廊
足　　　乳中　　淵腋
少　　乳根　　　天溪
陰　　　　食竇
經　　期門
　不容　　　　大包
承滿
　　　日月
梁門
關門　　腹哀
太乙
滑肉門
天樞　　章門　京門
　　　大橫
外陵　　　帶脈
大巨　　腹結
水道
　　　五樞
歸來　　維道
氣衝　府舍
　　　衝門　居髎
足足足　　　　　環跳
厥陽太　　　足
陰明陰　　　少
經經經　　　陽
　　　　　經

204　　　　　　　軀幹左側圖

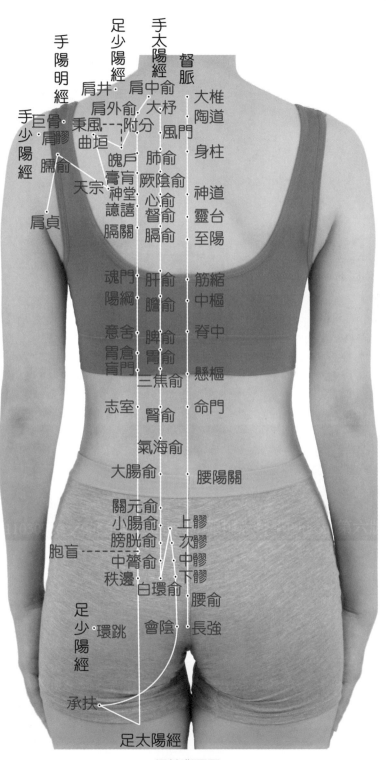

手陽明經
足少陽經
手太陽經
督脈

手少陽經

肩井　肩中俞　大椎
肩外俞　大杼　陶道
巨骨　秉風　附分　風門　身柱
肩髎　曲垣　魄戶　肺俞
臑俞　膏肓　厥陰俞　神道
天宗　神堂　心俞　靈台
譩譆　督俞　至陽
肩貞　膈關　膈俞

魂門　肝俞　筋縮
陽綱　膽俞　中樞
意舍　脾俞　脊中
胃倉　胃俞　懸樞
肓門　三焦俞

志室　腎俞　命門

氣海俞

大腸俞　腰陽關

關元俞
小腸俞　上髎
膀胱俞　次髎
胞肓　中膂俞　中髎
秩邊　白環俞　下髎
　　　腰俞
足少陽經　環跳　會陰　長強

承扶

足太陽經

軀幹背面圖

205

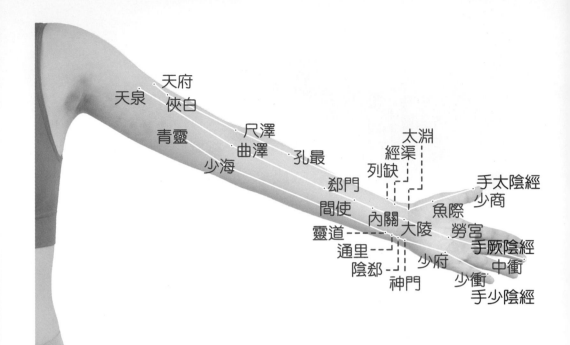

天府
天泉
俠白
青靈
尺澤
曲澤
少海
孔最
郄門
間使
靈道
通里
陰郄
神門
內關
大陵
少府
少衝
太淵
經渠
列缺
魚際
勞宮
手太陰經
少商
手厥陰經
中衝
手少陰經

上肢 - 掌側

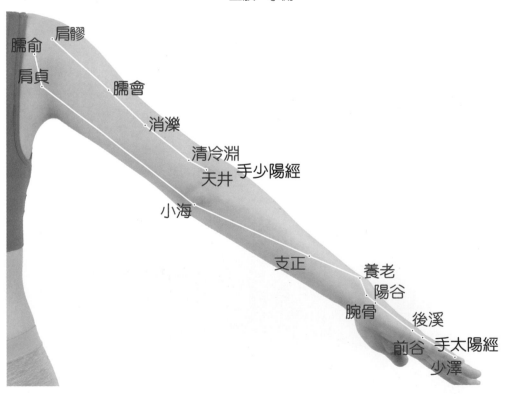

肩髎
臑俞
肩貞
臑會
消濼
清冷淵
天井
手少陽經
小海
支正
養老
陽谷
腕骨
後溪
前谷
手太陽經
少澤

上肢 - 尺側

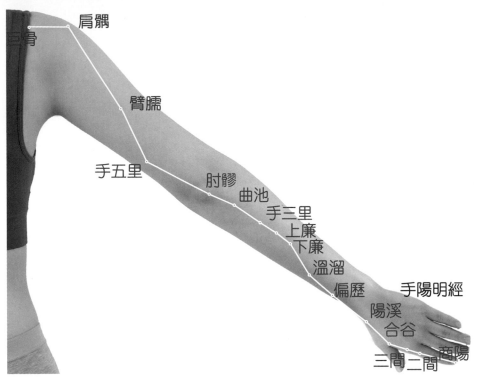

肩髃
巨骨
臂臑
手五里
肘髎
曲池
手三里
上廉
下廉
溫溜
偏歷
手陽明經
陽溪
合谷
商陽
三間 二間

上肢 - 橈測

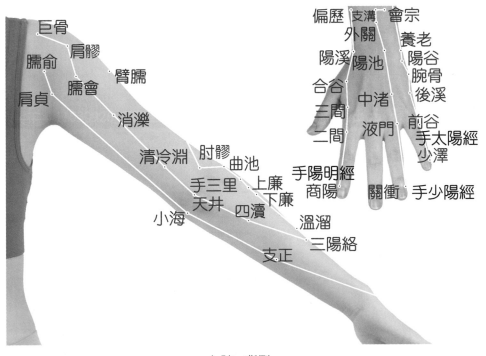

巨骨
臑俞
肩髎
臑會
臂臑
肩貞
消濼
清冷淵
肘髎
曲池
手三里
上廉
天井
四瀆
下廉
小海
溫溜
三陽絡
支正

偏歷
支溝
會宗
外關
養老
陽溪
陽池
陽谷
合谷
腕骨
中渚
後溪
三間
液門
前谷
二間
手太陽經
手陽明經
少澤
商陽
關衝
手少陽經

上肢 - 背側

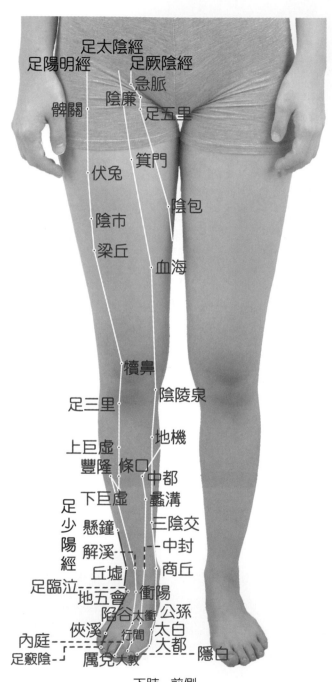

足太陰經
足陽明經　　足厥陰經
急脈
陰廉　　足五里
髀關
箕門
伏兔
陰包
陰市
梁丘
血海
犢鼻
陰陵泉
足三里
地機
上巨虛
豐隆　條口
中都
下巨虛
蠡溝
足少陽經
懸鐘
三陰交
解溪
中封
丘墟
商丘
足臨泣
衝陽
地五會
陷谷太衝　公孫
俠溪　行間　太白
內庭
大都
足竅陰
厲兌大敦
隱白

下肢 - 前側

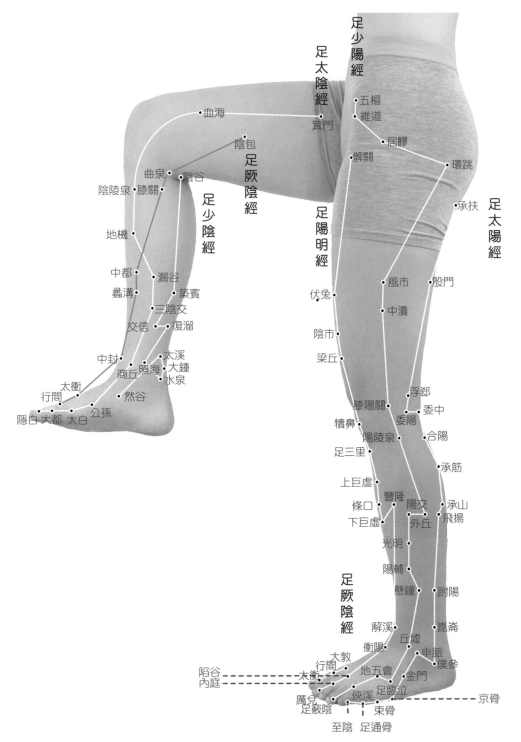

足少陽經
足太陰經
足厥陰經
足少陰經
足陽明經
足太陽經
足厥陰經

五樞
維道
箕門
居髎
髀關
環跳
承扶
血海
陰包
曲泉 陰谷
陰陵泉 膝關
風市 殷門
地機 中瀆
伏兔
中都 漏谷 陰市
蠡溝 築賓 梁丘
三陰交
交信 復溜
中封 太溪
商丘 照海 大鍾
然谷 水泉
太衝
行間
隱白 大都 太白 公孫

浮郄
膝陽關 委中
犢鼻 委陽
陽陵泉 合陽
足三里 承筋
上巨虛 豐隆
條口 陽交 承山
下巨虛 外丘 飛揚
光明
陽輔
懸鐘 跗陽
解溪 崑崙
衝陽 丘墟
大敦 申脈
陷谷 行間 地五會 僕參
內庭 太衝 金門
厲兒 俠溪 足臨泣 京骨
足竅陰 束骨
至陰 足通骨

下肢 - 內側與外側

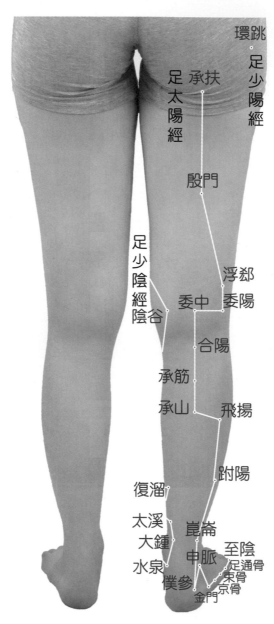

環跳

足少陽經

承扶

足太陽經

殷門

足少陰經陰谷

浮郄

委中　委陽

合陽

承筋

承山　飛揚

跗陽

復溜

太溪　崑崙

大鍾　至陰

申脈　足通骨

水泉　束骨

僕參　京骨

金門

下肢 - 後側

二、健康新觀念

　　現代人身處科技進步、生活繁忙的時代，往往無意之間養成一些有害健康的生活習慣。因此，如何建立正確的健康與養生觀念就變得相當重要，良好的習慣不僅可以改善生活作息，也能讓身體更健康。

(一) 關心個人體能狀況

　　個人的體能狀況是反映健康的依據之一。當身體處於衰弱或病痛的狀態時，個人的體能狀況就會較差；當身體處於強健或無病痛的狀態時，個人的體能狀況便會較好。以下介紹八種常見用來測試個人體能的方式：

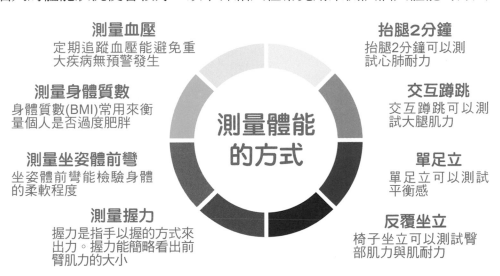

測量血壓
定期追蹤血壓能避免重大疾病無預警發生

抬腿2分鐘
抬腿2分鐘可以測試心肺耐力

測量身體質數
身體質數(BMI)常用來衡量個人是否過度肥胖

交互蹲跳
交互蹲跳可以測試大腿肌力

測量坐姿體前彎
坐姿體前彎能檢驗身體的柔軟程度

單足立
單足立可以測試平衡感

測量握力
握力是指手以握的方式來出力。握力能簡略看出前臂肌力的大小

反覆坐立
椅子坐立可以測試臀部肌力與肌耐力

測量體能
的方式

1. 測量血壓

　　血壓測量需要搭配血壓計一併使用，若能定期追蹤血壓，可以盡早察覺身體異常並採取預防措施，避免重大疾病無預警發生。血壓計的使用方法如下：

測量前

　　一般狀態測量時，需先休息十分鐘，運動過後進行測量，則需先休息三十分鐘，消除興奮與疲勞感。開始測量時，需注意室溫應維持在二十度左右，受測量者要先做三到四次的深呼吸。

測量時

首先挽起受測量者上手臂衣物（衣物須為寬鬆材質），注意袖帶中心的高度需與心臟平行，再平整地纏繞於上臂中部，袖帶的下緣則需距離肘窩約 1-2cm，卷扎的鬆緊以能夠剛好插入一指為宜，膠管應放在肱動脈搏動點。測量過程中，受測量者的坐姿要挺直並且放鬆身體，但不應說話，肘部也不能離開桌面。

表 7-1　18 歲以上成人高血壓分類表

分類	收縮壓（上壓）	舒張壓（下壓）
低血壓	< 90	< 60
正常	90-119	60-79
正常高值	120-139	80-89
一期高血壓	140-159	90-99
二期高血壓	> 160	> 100

2. 測量身體質量指數

肥胖將導致許多疾病，世界衛生組織建議以身體質量指數（Body Mass Index, BMI）來衡量肥胖程度。身體質量指數的計算公式是以體重（公斤）除以身高（公尺）的平方。

國民健康署建議我國成人的 BMI 應維持在 18.5（kg/m2）到 24（kg/m2）之間，無論是太瘦或是過重，皆有礙身體健康。

表 7-2　身體質量指數表（BMI）

成人肥胖定義	身體質量指數（BMI）（kg/m²）	
體重過輕	BMI < 18.5	
體重適中	18.5 ≦ BMI < 24	
體重過重	過重：24 ≦ BMI < 27	輕度肥胖：27 ≦ BMI < 30 中度肥胖：30 ≦ BMI < 35 高度肥胖：BMI ≧ 35

3. 測量坐姿體前彎

坐姿體前彎可以測試柔軟度，測驗時應重複兩次，選取最佳值作為依據。以下為坐姿體前彎施測步驟：

(1) 受試者平坐，雙腳分開約 30 公分，膝關節伸直貼地，腳尖朝上。

(2) 受試者雙腳跟與量尺的 25 公分記號處平齊。

(3) 受試者雙手重疊，中指對齊量尺中央，上身緩緩往前伸展，當中指觸及量尺時，暫停 1 至 2 秒。

(4) 重複上述步驟，一共測驗二次，取最佳值。

表 7-3　20-64 歲臺閩地區男性坐姿體前彎百分等級常模

年齡＼等級	不好	稍差	普通	尚好	很好
20-24	~16.0	16.1~23.0	23.1~28.0	28.1~35.0	35.1~
25-29	~15.0	15.1~21.0	21.1~26.0	26.1~33.0	33.1~
30-34	~14.0	14.1~20.0	20.1~25.0	25.1~31.0	31.1~
35-39	~13.0	13.1~20.0	20.1~25.0	25.1~31.0	31.1~
40-44	~12.0	12.1~19.0	19.1~24.0	24.1~30.0	30.1~
45-49	~12.0	12.1~18.0	18.1~24.0	24.1~30.0	30.1~
50-54	~11.0	11.1~18.0	18.1~24.0	24.1~30.0	30.1~
55-59	~10.0	10.1~16.0	16.1~22.0	22.1~30.0	30.1~
60-64	~8.0	8.1~15.0	15.1~20.0	20.1~28.0	28.1~

表 7-4　20-64 歲臺閩地區女性坐姿體前彎百分等級常模

年齡＼等級	不好	稍差	普通	尚好	很好
20-24	~20.0	20.1~27.0	27.1~33.0	33.1~39.5	39.6~
25-29	~18.0	18.1~25.0	25.1~31.0	31.1~37.0	37.1~

30-34	~18.0	18.1~25.0	25.1~30.0	30.1~36.0	36.1~
35-39	~18.0	18.1~25.0	25.1~30.0	30.1~36.0	36.1~
40-44	~17.0	17.1~24.0	24.1~30.0	30.1~36.0	36.1~
45-49	~17.0	17.1~24.0	24.1~29.0	29.1~36.0	36.1~
50-54	~17.0	17.1~25.0	25.1~30.0	30.1~37.0	37.1~
55-59	~18.0	18.1~25.0	25.1~31.0	31.1~37.0	37.1~
60-64	~18.0	18.1~25.0	25.1~31.0	31.1~37.0	37.1~

4. 測量握力

握力是指手以握的方式來出力，握力能看出前臂肌力的大小，充分反映肌肉蛋白的儲存情形，是一種評估營養狀態的指標。以下為 30-39 歲個人握力測試前臂肌力常模表：

表 7-5　30-39 歲握力個人測試前臂肌力常模表 (單位：公斤)

能力＼年齡	欠佳	尚可	一般	良好	優異
男性	≦ 33	34-41	42-49	50-58	≧ 59
女性	≦ 20	21-24	25-28	29-32	≧ 33

5. 抬腿 2 分鐘

抬腿 2 分鐘既可以測試心肺耐力，也可做為一種訓練。以下為抬腿 2 分鐘施做的步驟：

(1) 受試者先將髂前上棘與膝蓋骨連線，找出兩者的中點，再來決定測驗時大腿要抬多高，中點可用膠布貼在牆上做記號。

(2) 測驗時，受試者應於二分鐘內，以最快速度進行左右踏步，第一次先計算右腳總共抬起多少次，第二次再計算左腳抬起次數。

(3) 左右抬腿需各練習一次，以完成一次左右踏步之次數為記錄單位。

214

6. 交互蹲跳

交互蹲跳可以測試大腿肌力，訓練應定時、定量。每個人的體能不同，一般來說，20 下的交互蹲跳一組，中間休息 10 秒，每日約做 5~10 分鐘即可。

7. 單足立

單足立可以測試平衡感，測驗時應重複兩次，選取最佳值作爲依據。以下爲單足立步驟：

(1) 受測者雙手叉腰，左腳或右腳以全腳掌穩固著地（支撐腳），另一腳屈膝抬離地面，貼於支撐腳內側。

(2) 當抬起的腳觸地、支撐腳移動或叉腰手離開腰部時，就停止計時。

(3) 重複上述步驟，一共測驗二次，取最佳值，以 120 秒爲滿分。

8. 反覆坐立

雙手交叉於胸前，反覆在椅子上坐立可以測試臀部肌力與肌耐力，此測驗常來針對銀髮族施測。測驗時應重複兩次，選取最佳值作爲依據。以下爲反覆坐立的步驟：

(1) 受試者坐於椅子中間，背打直，雙腳平貼地面，雙手交叉於胸前。

(2) 受試者開始進行反覆起立、坐下的動作，起立時，需注意雙腿要完全伸直，於三十秒內完成最多次數。

(3) 以完成一次之坐立次數爲記錄單位。

60 ～ 64 歲的健康男性，次數應不少於 14 次，健康女性次數應不少於 12 次。90 ～ 94 歲的健康男性，次數應不少於 7 次，健康女性次數應不少於 4 次。

（二）抗老運動

延緩老化最好的方法是持之以恆的運動，保持身體活躍，加強身體代謝。以下介紹不同體質的人所適合的抗老運動：

心跳功能偏低者、血壓偏高者	有氧運動、慢跑、騎單車。
肺活量偏低者	擴胸運動、有氧運動。
肌耐力偏低者	重量訓練、有氧運動、柔軟體操。
柔軟度偏差者	伸展運動。
體脂肪偏高者	有氧運動、重量訓練。
失眠者	有氧運動。

（三）養成好的生活習慣

除了可以按摩經絡來調整體質、養生之外，平時培養良好的生活習慣對於健康來說也是相當重要的一件事。以下為 10 種不可或缺的好習慣：

1. 天天睡滿 7~8 小時

充足的睡眠，可以讓身體各機能充分地獲得休息，以維持良好、有效率的運作，讓人一整天都保持精神良好、充滿活力的狀態。

2. 早上起床時，身與心都要慢慢意識到「起床」的狀態

人從睡眠要調整到覺醒的狀態，是一個相對緩慢的過渡過程，這在科學界被稱為「睡眠慣性」。大腦裡負責基礎生理功能的腦幹部分，在早上起床那一刻，幾乎能瞬間清醒；但負責決策和控制肢體的大腦前額葉皮層，卻需慢慢喚醒。此時，可多照射晨光，接觸自然，讓大腦在受光的過程中逐漸清醒。

3. 多喝開水

水是人體大部分的組成物質，適時補充水分可以維持個人健康。早上起床時是喝水的最佳時機，喝 300~330C.C. 的水可以增加腸胃蠕動、預防便秘，也可幫助清醒。

4. 固定排泄時間

排便時間固定以早上為佳，要養成規律排便的習慣，盡量不要拖延至早上以外的時間。如果經常拖延，破壞良好規律，容易引起便秘。

5. 早上洗臉時

伸伸舌頭和梳頭也能活絡經絡，活動舌頭具有良好的美容效果，能緊緻肌膚；梳頭則不僅能清除頭皮腺體等分泌物，也可按摩頭部經絡（膽經與膀胱經），同時刺激對應內臟的全息穴位，促進血液循環。

6. 親近自然

人與「環境」密不可分，與自然萬物相依相存。繁忙的都市人，極容易被焦慮、憂鬱等症狀所困擾，經常親近自然環境可以使心靈平靜，同時也能使身體狀態趨於穩定。

7. 保持環境與衣著整潔

保持環境與個人的衛生整潔，可以減少感染疾病的因子。

8. 多運動

運動不僅可雕塑體態，更能使身體保持活力，遠離疾病。運動的方式有很多種，選擇最適合自己的方式後，持之以恆地執行，身體的免疫力有所提升之後，個人也會更有活力。

9. 健康飲食

三餐定時且定量，除了可以維持標準身材以外，也能補給身體所需的各種能量。

10. 保持愉悅的心情

每個人保持心情愉快的方式大相逕庭，只要能讓心情感到愉快，都能算是好的方法，身體也會有良好的反應。

217

（四）金字塔身體養生法

運動需要持之以恆，在剛開始建立運動習慣時，可先進行較和緩的的活動，如爬樓梯或是散步等等，盡量不要過於激烈，先讓身體習慣運動的感覺。

和緩運動進行一段時間，身體習慣運動的狀態之後，便可以改換成運動量較大的活動，如各球類運動或是爬山等等。等到身體也可以接受這樣大運動量的活動之後，便可以改換成增加身體耐力的運動，如有氧運動。打電玩、看電視等偏靜態活動，應以 30 分鐘爲限。

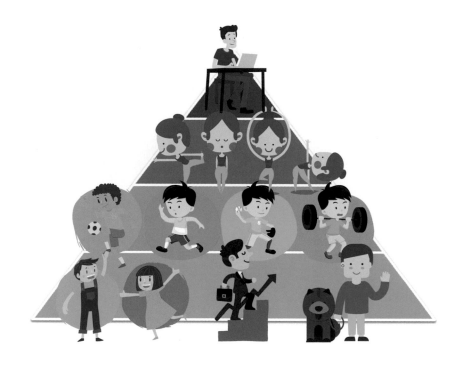

金字塔層級	頂層	第二層	第三層	底層
進行頻率	最少	適量	做多些	天天
活動內容	打電玩、看電視	有氧運動	球類運動、爬山健行、與人群互動	爬樓梯、散步、整理環境

國家圖書館出版品預行編目（CIP）資料

經絡與美容保健 / 陳美均, 張玉春編著. -- 初版. -- 新北市：全華
圖書, 2018.05
　面；　公分
ISBN 978-986-463-812-3(平裝)

1.按摩 2.經絡 3.美容

413.92　　　　　　　　　　　　　　　　　107006392

經絡與美容保健

作　　者　陳美均・張玉春
發 行 人　陳本源
執行編輯　謝依諭
封面設計　林彥彣
出 版 者　全華圖書股份有限公司
郵政帳號　0100836-1號
印 刷 者　宏懋打字印刷股份有限公司
圖書編號　08245
初版一刷　2018 年 9 月
定　　價　新臺幣390元
I S B N　ISBN 978-986-463-812-3
全華圖書　www.chwa.com.tw
全華網路書店 Open Tech　www.opentech.com.tw
若您對書籍內容、排版印刷有任何問題，歡迎來信指導book@chwa.com.tw

臺北總公司（北區營業處）
地址：23671 新北市土城區忠義路21號
電話：(02) 2262-5666
傳真：(02) 6637-3695、6637-3696

南區營業處
地址：80769高雄市三民區應安街12號
電話：(07) 381-1377
傳真：(07) 862-5562

中區營業處
地址：40256 臺中市南區樹義一巷26號
電話：(04) 2261-8485
傳真：(04) 3600-9806